中医临证必读经典白话解

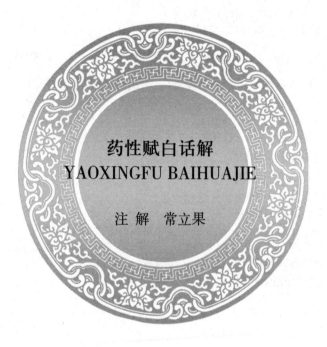

药性赋白话解
YAOXINGFU BAIHUAJIE

注 解　常立果

U0308774

中国中医药出版社
·北京·

图书在版编目（CIP）数据

药性赋白话解 / 常立果注解 . —北京：中国中医药
出版社，2013.3（2024.6 重印）
（中医临证必读经典白话解）
ISBN 978-7-5132-1244-1

Ⅰ.①药… Ⅱ.①常… Ⅲ.①中药性味 Ⅳ.① R285.1

中国版本图书馆 CIP 数据核字（2012）第 275056 号

中国中医药出版社出版

北京经济技术开发区科创十三街 31 号院二区 8 号楼
邮政编码 100176
传真 010-64405721
廊坊市祥丰印刷有限公司印刷
各地新华书店经销

开本 787×1092 1/32 印张 7 字数 108 千字
2013 年 3 月第 1 版 2024 年 6 月第 12 次印刷
书号 ISBN 978-7-5132-1244-1

定价 25.00 元
网址 www.cptcm.com

服 务 热 线 010-64405510
购 书 热 线 010-89535836
维 权 打 假 010-64405753

微信服务号 zgzyycbs
微商城网址 https://kdt.im/LIdUGr
官 方 微 博 http://e.weibo.com/cptcm
天猫旗舰店网址 https://zgzyycbs.tmall.com

如有印装质量问题请与本社出版部联系（010-64405510）

中医临证必读经典白话解

丛书编委会

内容提要

　　《药性赋》原书未著作者，据考证应为金元时期作品。因该书以赋体行文，言简意赅，朗朗上口，历来为初学中药者必读之书。本书共分两大部分，第一部分为《药性赋》的原文，并附有十八反、十九畏、六陈歌、妊娠用药禁忌歌等。第二部分为《药性赋》原文的逐条白话解释。本白话解针对中医初学者编写，以实用、简洁为原则，针对原书论述不尽正确处，在白话解中直接改正，后面附有其他医家的代表性论述，以与《药性赋》互参。本书适合中医院校学生、临床中医师、西学中人员和中医爱好者阅读参考。

前　言

　　历史的绵延，知识的积累，科技的发展，大量中医药书籍的刊行，不仅推动了中医药理论体系的发展与不断完善，并且也建立与形成了中医药的知识宝库。中医药书籍中蕴藏着历代医家大量的临证经验和丰富的理论知识，为中医药理论体系的形成和发展，为从事中医药行业专业人才的培养与成长，为疾病的诊断、治疗与预防，奠定了坚实的理论与实践基础，是我们取之不尽，用之不竭的知识源泉。

　　医学专业是与人体生命直接相连的学科，中医药学的实践性更接近人们的生活。中医药书籍除了从事医学专业的人员需要学习外，也有很多普通读者因想了解中医药知识而阅读相关书籍。为此，我们从诸多的古医籍中选择了一部分直接贴近中医专业临床应用的著作，对其做了一些必要的注释和分析。为了便于读者的阅读理解，在编写整理时，对难字加了【注释】，大部分书附有【白话解】，同时配以经文分析，列为【解析】，并以小丛书的形式，单独成册刊行，以飨读者。在整理与分析过程中，我们体会到有些书籍因历史久远，所包含的内容十分丰富，有些知识我们的理解也不一定准确，望读者给予指正，为中医药事业的深入发展贡献一份力量。

期望本丛书的出版能有助于中医人才的成长，也希望读者多多提出宝贵意见，以便我们更好地为读者服务。

北京中医药大学 郭霞珍

2012.12

编写说明

《药性赋》原书未著作者，据考证应为金元时期作品。因该书以赋体行文，言简意赅，朗朗上口，历来为初学中药者必读之书，流传极广。本白话解针对中医初学者编写，以实用、简洁为原则，针对原书论述不尽正确处，在白话解中直接改正，后面附有其他医家的代表性论述，以与《药性赋》互参。

全书共分两大部分，第一部分为《药性赋》的原文，并附有十八反、十九畏、六陈歌、妊娠用药禁忌歌等。第二部分为《药性赋》原文的逐条白话解释，以原文解析、功效、主治、用法、宜忌、文献、附方为顺序逐一介绍。在原文解析部分，针对初学者，解释了药物的来源，性味归经，并对原文进行简要解释；功效、主治、用法、宜忌则参考中医教材予以简单描述；文献部分所选的内容，既是对《药性赋》进行说明、补充，又尽可能通俗。每味药后附有一方，附方的选取力求符合《药性赋》的论述。

本书在编写过程中，务求将条文解释清楚，使初学者便于参考学习。但由于作者本身水平所限，如有不当之处，敬请读者提出宝贵意见，以便重印、再版时修订提高。

编者

2012.10

目　录

二、热性药

三、温性药物

四、平性药

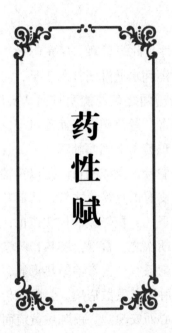

药
性
赋

一、寒 性 药

诸药赋性，此类最寒。犀角解乎心热，羚羊清乎肺肝。泽泻利水通淋而补阴不足，海藻散瘿破气而治疝何难。闻之菊花能明目而清头风，射干疗咽闭而消痈毒。薏苡理脚气而除风湿，藕节消瘀血而止吐衄。瓜蒌子下气润肺喘兮，又且宽中；车前子止泻利小便兮，尤能明目。是以黄柏疮用，兜铃嗽医。地骨皮有退热除蒸之效，薄荷叶宜消风清肿之施。宽中下气，枳壳缓而枳实速也；疗肌解表，干葛先而柴胡次之。百部治肺热，咳嗽可止；栀子凉心肾，鼻衄最宜。玄参治结热毒痈，清利咽膈；升麻消风热肿毒，发散疮痍。尝闻腻粉抑肺而敛肛门，金箔镇心而安魂魄。茵陈主黄疸而利水，瞿麦治热淋之有血。朴硝通大肠，破血而止痰癖；石膏治头痛，解肌而消烦渴。前胡除内外之痰实，滑石利六腑之涩结。天门冬止嗽，补血涸而润肝心；麦门冬清心，解烦渴而除肺热。又闻治虚烦除哕呕，须用竹茹；通秘结导瘀血，必资大黄。宣黄连治冷热之痢，又厚肠胃而止泻；淫羊藿疗风寒之痹，且补阴虚而助阳。茅根止血与吐衄，石韦通淋于小肠。熟地黄补血且疗虚损，生地黄宜血更医眼疮。赤芍药破血而疗腹痛，烦热亦解；白芍药补虚而生新血，退热尤良。若乃消肿满逐水于牵牛，除毒热杀虫于贯众。金铃子治疝气而补精血，萱草根治五淋而消乳肿。侧柏叶治血出崩漏之疾，香附子理血气妇人之用。地肤子利膀胱，可洗皮肤之风；山豆根解热毒，能止咽喉之痛。白鲜皮去风治筋弱，而疗足顽痹；旋覆花明目治头风，而消痰嗽壅。又况荆芥穗清头目便血，疏风散疮之用；瓜蒌根疗黄疸毒痈，消渴解痰之忧。地榆疗崩漏，止血止痢；昆布破疝气，散瘿散瘤。疗伤寒，解虚烦，淡竹叶之功倍；除结气，破瘀血，牡丹皮之用同。知母止嗽而骨蒸退，牡蛎涩精而虚汗收。贝母清痰止咳嗽而利心肺，桔梗开肺利胸膈而治咽喉。若夫黄芩治诸热，兼主五淋；槐花治肠风，亦医痔痢。常山理痰结而治温疟，葶苈泻肺热而通水气。

　　此六十六种，药性之寒，又当考图经以博其所治，观夫方书以参其所用焉，其庶几矣。

二、热性药

药有温热，又当审详。欲温中以荜茇，用发散以生姜。五味子止嗽痰，且滋肾水；腽肭脐疗痨瘵，更壮元阳。原夫川芎去风湿，补血清头；续断治崩漏，益筋强脚。麻黄表汗以疗咳逆，韭子助阳而医白浊。川乌破积，有消痰治风痹之功；天雄散寒，为去湿助阳精之药。观夫川椒达下，干姜暖中。胡芦巴治虚冷之疝气，生卷柏破癥瘕而血通。白术消痰壅、温胃，兼止吐泻；菖蒲开心气、散冷，更治耳聋。丁香快脾胃而止吐逆，良姜止心气痛之攻冲。肉苁蓉填精益肾，石硫黄暖胃驱虫。胡椒主去痰而除冷，秦椒主攻痛而去风。吴茱萸疗心腹之冷气，灵砂定心脏之怔忡。盖夫散肾冷、助脾胃，须荜澄茄；疗心痛、破积聚，用蓬莪术。缩砂止吐泻、安胎、化酒食之剂；附子疗虚寒、反胃，壮元阳之力。白豆蔻治冷泻，疗痛止痛于乳香；红豆蔻止吐酸，消血杀虫于干漆。岂不知鹿茸生精血，腰脊崩漏之均补；虎骨壮筋骨，寒湿毒风之并祛。檀香定霍乱，而心气之痛愈；鹿角秘精髓，而腰脊之痛除。消肿益血于米醋，下气散寒于紫苏。扁豆助脾，则酒有行药破血之用；麝香开窍，则葱为通中发汗之需。尝观五灵脂治崩漏，理血气之刺痛；麒麟竭止血出，疗金疮之伤折。麋茸壮阳以助肾，当归补虚而养血。乌贼骨止带下，且除崩漏目翳；鹿角胶住血崩，能补虚羸劳绝。白花蛇治瘫痪，除风痒之癣疹；乌梢蛇疗不仁，去疮疡之风热。乌药有治冷气之理，禹余粮乃疗崩漏之因。巴豆利痰水，能破寒积；独活疗诸风，不论久新。山茱萸治头晕遗精之药，白石英医咳嗽吐脓之人。厚朴温胃而去呕胀，消痰亦验；肉桂行血而疗心痛，止汗如神。是则鲫鱼有温胃之功，代赭乃镇肝之剂。沉香下气补肾，定霍乱之心痛；橘皮开胃祛痰，导壅滞之逆气。

此六十二种药性之热，又当博本草而取治焉。

三、温性药物

温药总括，医家素谙。木香理乎气滞，半夏主于湿痰。苍术治目盲，燥脾去湿宜用；萝卜去膨胀，下气制面尤堪。况夫钟乳粉补肺气，兼疗肺虚；青盐治腹痛，且滋肾水。山药而腰湿能医，阿胶而痢嗽皆止。赤石脂治精浊而止泻，兼补崩中；阳起石暖子宫以壮阳，更疗阴痿。诚以紫菀治嗽，防风祛风。苍耳子透脑止涕，威灵仙宣风通气。细辛去头风，止嗽而疗齿痛；艾叶治崩漏，安胎而医痢红。羌活明目驱风，除筋挛肿痛；白芷止崩治肿，疗痔漏疮痈。若乃红蓝花通经，治产后恶血之余；刘寄奴散血，疗烫火金疮之苦。减风湿之痛则茵芋叶，疗折伤之症则骨碎补。藿香叶辟恶气而定霍乱，草果仁温脾胃而止呕吐。巴戟天治阴疝白浊，补肾尤兹；玄胡索理气痛血凝，调经有助。尝闻款冬花润肺，去痰嗽以定喘；肉豆蔻温中，止霍乱而助脾。抚芎走经络之痛，何首乌治疮疥之资。姜黄能下气，破恶血之积；防己宜消肿，去风湿之施。藁本除风，主妇人阴痛之用；仙茅益肾，扶元气虚弱之衰。乃曰破故纸温肾，补精髓与劳伤；宣木瓜入肝，疗脚气并水肿。杏仁润肺燥止嗽之剂，茴香治疝气肾痛之用。诃子生津止渴，兼疗滑泄之疴；秦艽攻风逐水，又除肢节之痛。槟榔豁痰而逐水，杀寸白虫；杜仲益肾而添精，去腰膝重。当知紫石英疗惊悸崩中之疾，橘核仁治腰痛疝气之㿗。金樱子兮涩遗精，紫苏子兮下气涎。淡豆豉发伤寒之表，大小蓟除诸血之鲜。益智安神，治小便之频数；麻仁润肺，利六腑之燥坚。抑又闻补虚弱，排疮脓，莫若黄芪；强腰脚，壮筋骨，无如狗脊。菟丝子补肾以明目。马蔺花治疝而有益。

　　此五十四种药性之温，更宜参图经，而默识也。

四、平性药

详论药性，平和惟在。以硇砂而去积，用龙齿以安魂。青皮快膈除膨胀，且利脾胃；芡实益精治白浊，兼补真元。木贼草去目翳，崩漏亦医；花蕊石治金疮，血行则却。决明和肝气，治眼之剂；天麻主头眩，祛风之药。甘草和诸药而解百毒，盖以性平；石斛平胃气而补肾虚，更医脚弱。观夫商陆治肿，覆盆益精。琥珀安神而破血，朱砂镇心而有灵。牛膝强足补精，兼疗腰痛；龙骨止汗住泄，更治血崩。甘松理风气而痛止，蒺藜疗风疮而目明。人参润肺宁心，开脾助胃；蒲黄止崩治衄，消瘀调经。岂不知南星醒脾，去惊风痰吐之忧；三棱破积，除血块气滞之症。没食主泄泻而神效，皂角治风痰而响应。桑螵蛸疗遗精之泄，鸭头血医水肿之盛。蛤蚧治劳嗽，牛蒡子疏风壅之痰。全蝎主风瘫，酸枣仁去怔忡之病。尝闻桑寄生益血安胎，且治腰痛；大腹子去膨下气，亦令胃和。小草、远志具有宁心之妙，木通、猪苓尤为利水之多。莲肉有清心醒脾之用，没药乃治疮散血之科。郁李仁润肠宣水，去浮肿之疾；茯神宁心益智，除惊悸之疴。白茯苓补虚劳，多在心脾之有眚；赤茯苓破结血，独利水道以无毒。因知麦芽有助脾化食之功，小麦有止汗养心之力。白附子去面风之游走，大腹皮治水肿之泛溢。椿根白皮主泻血，桑根白皮主喘息。桃仁破瘀血，兼治腰痛；神曲健脾胃，而进饮食。五加皮坚筋骨以立行，柏子仁养心神而有益。抑又闻安息香辟恶，且治心腹之痛；冬瓜仁醒脾，实为饮食之资。僵蚕治诸风之喉闭，百合敛肺痨之嗽痿。赤小豆解热毒，疮肿宜用；枇杷叶下逆气，哕呕可医。连翘排疮脓与肿毒，石楠叶利筋骨与毛皮。谷芽养脾，阿魏除邪气而破积；紫河车补血，大枣和药性以开脾。然而鳖甲治劳疟，兼破癥瘕；龟甲坚筋骨，更疗崩疾。乌梅主便血疟痢之用，竹沥治中风声音之失。

此六十八种平和之药，更宜参本草，而求其详悉也。

十八反歌

本草明言十八反，半蒌贝蔹及攻乌，
藻戟遂芫俱战草，诸参辛芍叛藜芦。

十九畏歌

硫黄原是火中精，朴硝一见便相争，

水银莫与砒霜见，狼毒最怕密陀僧，

巴豆性烈最为上，偏与牵牛不顺情，

丁香莫与郁金见，牙硝难合京三棱，

川乌草乌不顺犀，人参最怕五灵脂，

官桂善能调冷气，若逢石脂便相欺，

大凡修合看顺逆，炮爁炙煿莫相依。

六　陈　歌

枳壳陈皮半夏齐，麻黄狼毒及茱萸；

六般之药宜陈久，入药方知奏效奇。

妊娠用药禁忌歌

蚖斑水蛭及虻虫，乌头附子配天雄，

野葛水银并巴豆，牛膝薏苡与蜈蚣，

三棱芫花代赭麝，大戟蝉蜕黄雌雄，

牙硝芒硝牡丹桂，槐花牵牛皂角同，

半夏南星与通草，瞿麦干姜桃仁通，

硇砂干漆蟹爪甲，地胆茅根与䗪虫。

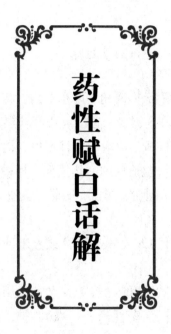

药性赋白话解

一、寒性药（1～66）

1. 犀角　*犀角解乎心热*

【原文解析】犀角为犀牛的角。味苦、咸，性寒，归心、肝、胃经。善清解心经邪热。

【功效】清热凉血，安神定惊，泻火解毒。

【主治】温热病的高热烦躁、神昏谵语；血热妄行的吐血、衄血、尿血、崩漏、肌衄；毒蛇咬伤，疔肿疮毒。

【用法】1.5～6g，磨汁或锉末冲服，或入丸散剂。

【宜忌】畏川乌、草乌。孕妇慎用。

【文献】《药性论》："镇心神，解大热，散风毒。能治发背、痈疽、疮肿化脓作水。主疗时疾热如火，烦闷，毒入心中，狂言妄语。"

【附方】清宫汤：治温热病神昏谵语。犀角尖3g（冲磨），元参心9g，莲子心1.5g，竹叶卷心6g，连翘心6g，连心麦冬9g。水煎服。

2. 羚羊角　羚羊清乎肺肝

【原文解析】羚羊角为赛加羚羊的角。味咸，性寒，归肝、心、肺经。善清肝火和肺热。

【功效】平肝息风，清热解毒，清肺止咳。

【主治】肝风内动的惊痫抽搐；肝阳上亢的头晕目眩；肝火炽盛的头痛目赤；温热病壮热神昏、谵语躁狂、发斑；肺热咳喘。

【用法】1～3g，另煎汁冲服。亦可磨汁或锉末冲服，每次 0.3～0.5g。

【宜忌】无火热之证忌服。

【文献】《名医别录》：“疗伤寒时气寒热。”《本草纲目》：“平肝舒筋，定风安魂。”

【附方】羚羊角散：治一切风热毒，上攻眼目，暴发赤肿。羚羊角、升麻、黄芩、车前子、甘草各 30g，决明子 60g，龙胆草、栀子各 15g。共为末，每服 3g，温水调下。

3. 泽泻　泽泻利水通淋而补阴不足

【原文解析】泽泻为沼泽植物泽泻的块茎。味甘、淡，性寒，归肾、膀胱经。善通利水湿，但无补阴作用。

【功效】 利水渗湿，泄热。

【主治】 下焦湿热的小便不利、水肿、淋浊、带下、阴部出汗；湿热引起的口渴、泄泻。

【用法】 5 ～ 10g。

【宜忌】 肾虚精滑者忌服。

【文献】《本草蒙筌》："泽泻多服，虽则目昏，暴服亦能明目，其义何也？盖泻伏水，去留垢，故明目；小便利，肾气虚，故目昏。二者不可不知。"

【附方】 泽泻汤：治痰饮所致的眩晕。泽泻15g，白术6g。水煎，分2次服。

4. 海 藻 海藻散瘿破气而治疝何难

【原文解析】 海藻为海蒿子（大叶海藻）、羊栖菜（小叶海藻）或马尾藻的全草。味咸，性寒，归肝、胃、肾经。善治气滞引起的瘿瘤、疝气。

【功效】 消痰软坚，利水。

【主治】 气滞痰郁的瘿瘤、瘰疬、癥瘕、睾丸肿大；身面浮肿，大腹水肿；气滞津停的小便不通。

【用法】 10 ～ 15g。

【宜忌】 反甘草。

【文献】《神农本草经》："主瘿瘤气、颈下核，破散结气、痈肿、癥瘕坚气、腹中上下鸣，下十二水肿。"《药性论》："疗疝气下坠疼痛，核肿。"

【附方】海藻玉壶汤：治瘿瘤初起，或肿或硬。海藻、贝母、陈皮、昆布、青皮、川芎、当归、半夏、连翘、甘草、独活各 3g，海带 1.5g。水煎服。

5. 菊 花　闻之菊花能明目而清头风

【原文解析】菊花为草本植物菊的花。味辛、甘、苦，性微寒，归肝、肺经。善清头明目。

【功效】疏风清热，解毒，明目。

【主治】外感风热的发热、头昏头痛；肝经风热或肝火上攻的目赤肿痛、多眵多泪、头痛；肝阳上亢的头痛、眩晕。

【用法】10 ～ 15g。煎服或入丸散。

【文献】《药性论》："治头目风热，风眩倒地，脑骨疼痛，身上一切游风，令消散，利血脉。"

【附方】菊花茶调散：治头风鼻塞，偏正头痛。菊花、川芎、荆芥穗、羌活、白芷、甘草各 30g，防风 23g，细辛 13g，蝉蜕、薄荷、白僵蚕各 7.5g。共为细末，每服 6g，食后以茶调下。

6. 射干　射干疗咽闭而消痈毒

【原文解析】射干为草本植物射干的根茎。味苦，性寒，归肺经。善治咽喉肿痛和各种痈疮。

【功效】清热解毒，祛痰利咽。

【主治】痰火壅盛的咽喉肿痛、咳嗽痰多、口臭；妇女血瘀经闭；痈肿疮毒。

【用法】6～10g。

【宜忌】本品易致泄泻，脾虚便溏者慎服。孕妇慎用。

【文献】《神农本草经》："治咳逆上气，喉痹咽痛不得消息。"《本草纲目》："降实火，利大肠，治疟母。"

【附方】射干散：治咽喉中如有物，梗塞疼痛，咽物不下。射干、桔梗、升麻、犀角各9g，木香、木通各15g，炒苏子、诃子、槟榔、炒枳壳、赤茯苓、炙甘草各30g。为细末，每服9g。

7. 薏苡仁　薏苡理脚气而除风湿

【原文解析】薏苡仁为草本植物薏苡的成熟种仁。味甘、淡，性微寒，归脾、胃、肺经。善除风湿，治脚气。

【功效】利水渗湿，健脾，除痹，清热排脓。

【主治】水湿滞留的小便不利、水肿；湿热淋证；脾虚湿困的食少腹泻、水肿腹胀、脚气浮肿；风湿痹痛，筋脉挛急；肠痈，肺痈，肺痿。

【用法】10～30g。健脾止泻炒用，其余生用。

【文献】《本草新编》："薏仁最善利水，不至耗损真阴之气，凡湿盛在下身者，最宜用之。视病之轻重，准用药之多寡。则阴阳不伤，而湿病易去。故凡遇水湿之症，用薏仁一二两为君，而佐之健脾去湿之味，未有不速于奏效者也，倘薄其气味之平和而轻用之，无益也。"

【附方】薏苡仁汤：治中风湿痹，关节烦痛。薏苡仁30g，芍药、当归各5g，麻黄、桂枝各3g，苍术3g，炙甘草2g，生姜7片。水煎服。

8. 藕 节　<u>藕节消瘀血而止吐衄</u>

【原文解析】藕节为水生植物莲的地下茎的节。味甘、涩，性平，归肝、肺、胃经。有止血消瘀的作用。

【功效】收敛止血。

【主治】各种出血证，如吐血、咯血等。

【用法】10～15g。止血化瘀宜生用，收涩止血宜炒炭用。

【文献】《药性论》："捣汁主吐血不止，口鼻并治之。"《日华子本草》："解热毒，消瘀血，产后血闷。"

【附方】《本草纲目》方：治鼻衄不止。藕节捣汁饮，并滴鼻中。

9. 瓜蒌子 瓜蒌子下气润肺喘兮，又且宽中

【原文解析】瓜蒌子为草质藤本植物栝楼的成熟种子。味甘，性寒，归肺、胃、大肠经。有润肺平喘，利气宽胸的作用。

【功效】润肺化痰，滑肠通便。

【主治】肺热津伤、痰热互结的咳嗽、烦渴、痰稠不易咯出、胸闷、大便不畅；肠燥便秘。

【用法】10～15g。

【宜忌】反乌头。

【文献】《本草纲目》："润肺燥，降火，治咳嗽，涤痰结，利咽喉，止消渴，利大肠，消痈肿疮毒。"

【附方】《丹溪心法》方：治酒痰，救肺。瓜蒌子、青黛各等分，共为末，姜汁或蜜为丸，每丸6g。嚼化。

10. 车前子　车前子止泻利小便兮，尤能明目

【原文解析】车前子是草本植物车前的成熟种子。味甘，性寒，归肾、肝、肺经。能止泻、利小便，更有明目之功。

【功效】利水通淋，止泻，清肝明目，清肺化痰。

【主治】湿热下注的小便不利、淋沥涩痛；湿热水肿；暑湿泄泻；肝热目赤肿痛；肺热咳嗽痰多。

【用法】5～10g，布包入汤剂。

【宜忌】无湿热者及孕妇忌服。

【文献】《神农本草经》："主气癃，止痛，利水道小便，除湿痹。"《药性论》："能去风毒，肝中风热，毒风冲眼，赤痛障翳，脑痛泪出。去心胸烦热。"

【附方】单方：治暑湿泄泻。车前子研末，每服6g，米饮送服。

11. 黄 柏　是以黄柏疮用

【原文解析】黄柏为乔木植物黄檗（关黄柏）或黄皮树（川黄柏）除去栓皮的树皮。味苦，性寒，归肾、膀胱、大肠经。善治各种疮疡。

【功效】清热燥湿，泻火解毒，退虚热。

【主治】下焦湿热的泻痢、热淋、黄疸、白带、足膝肿痛等；痈疮、湿疹；阴虚火旺的骨蒸、盗汗、遗精。

【用法】3 ~ 10g，煎服或入丸散。外用适量。

【宜忌】本品大苦大寒，易损胃气，脾胃虚寒者忌用。

【文献】《本草衍义补遗》："得知母滋阴降火；得苍术除湿清热，为治痿要药；得细辛泻膀胱火，治口舌生疮。"

【附方】验方：治痈肿疮毒。黄柏研细末，调猪胆汁外涂。

12. 马兜铃　兜铃嗽医

【原文解析】马兜铃是藤本植物马兜铃的果实。味苦、微辛，性寒，归肺、大肠经。善治咳、痰、喘诸证。

【功效】清肺化痰，止咳平喘。

【主治】肺热壅实的咳嗽气喘，痰涎壅盛；肺虚有热的喘促咳嗽，痰中带血；痔瘘下血，肛门肿痛。

【用法】3 ~ 10g。

【宜忌】虚寒咳喘及脾虚便溏者不宜用。

【文献】《本草纲目》："马兜铃寒能清肺热，苦辛能降肺气。钱乙补肺阿胶散用之，非取其补肺，乃取其清热降气也，邪去则肺安矣。"

【附方】《简要济众方》方：治肺热咳喘。马兜铃 60g，甘草 30g。共为末，每服 3g。

13. 地骨皮　<u>地骨皮有退热除蒸之效</u>

【原文解析】地骨皮是灌木植物枸杞的根皮。味甘、淡，性寒，归肺、肾经。能退骨蒸劳热。

【功效】凉血退蒸，清泄肺热。

【主治】阴虚血热的骨蒸潮热、盗汗；小儿疳积发热；肺热咳嗽气喘、心烦口渴；血热妄行的吐血、衄血。

【用法】6 ~ 15g。

【宜忌】外感风寒发热及脾虚便溏者忌用。

【文献】《汤液本草》："泻肾火，降肺中伏火，去胞中火，退热，补正气。"《本草求真》："虽与丹皮同治骨蒸之剂，但丹皮味辛，能治无汗骨蒸，此属味甘，能治有汗骨蒸。"

【附方】地骨皮散：治热劳。地骨皮60g，银柴胡30g。共为末，每服3g，用麦冬煎汤调下。

14. 薄 荷 薄荷叶宜消风清肿之施

【原文解析】薄荷叶为草本植物薄荷的叶，现茎叶同用，通称薄荷。味辛，性凉，归肝、肺经。善疏散风热，消除头目咽喉肿痛。

【功效】疏散风热，清利头目，利咽，透疹。

【主治】外感风热；风热上攻的头痛、目赤、咽喉肿痛；麻疹初起，疹发不畅；肝气郁滞的胁肋胀痛、胸闷；骨蒸劳热。

【用法】2～10g，不宜久煎。治骨蒸劳热炒炭用。

【宜忌】表虚自汗者不宜用。

【文献】《本草求真》："气味辛凉，功专入肝与肺，故书皆载辛能发散，而于头痛头风，发热恶寒则宜；辛能通气，而于心腹恶气痰结则治；凉能清热，而于咽喉口齿眼耳，瘾疹疮疥，惊热骨蒸衄血则妙。"

【附方】凉解汤：治温病，表里俱觉发热。薄荷叶 9g，蝉蜕 6g，生石膏 30g，甘草 5g。水煎服，得汗即愈。

15. 枳 壳　宽中下气，枳壳缓而枳实速也

【原文解析】枳壳为小乔木植物酸橙、香橼、枸橼等近成熟的去瓤果实。味苦、辛，性微寒，归脾、胃、大肠经。善治胸腹气闷、胀痛。

【功效】行气宽中，化痰除胀。

【主治】便秘；胸腹气滞的痞满胀痛；肝郁气滞的胁肋胀痛。

【用法】3 ~ 10g。

【文献】《医学启源》："其用有四：破心下痞，一也；利胸中气，二也；化痰，三也；消食，四也。然不可多用。"

【附方】枳壳散：治胸腹痞满胀痛。枳壳、白术、香附各等分，研末，每服 3g。

16. 枳 实　宽中下气，枳壳缓而枳实速也

【原文解析】枳实为小乔木植物酸橙、香橼、枸橼等的未成熟果实。味苦、辛，性微寒，归脾、胃、大肠经。善治胸腹气闷胀痛，力量比枳壳强。

【功效】破气消积，化痰除痞。

【主治】食积停滞的脘腹胀满，腹痛便秘；湿热积滞的泻痢不畅，里急后重；痰阻气机，胸脘痞满，心下痞闷。

【用法】3 ~ 10g。

【宜忌】脾胃虚弱及孕妇慎用。

【文献】《名医别录》："除胸胁痰癖，逐停水，破结实，消胀满，心下急痞痛，逆气，胁风痛，安胃气，止溏泄，明目。"

【附方】枳实导滞丸：治湿热食积，内阻肠胃。大黄30g，枳实、神曲各15g，茯苓、黄芩、黄连、白术各9g，泽泻6g。水泛为小丸，每服6 ~ 9g。

17. 葛 根　疗肌解表，干葛先而柴胡次之

【原文解析】干葛指葛根，为藤本植物葛的根。味甘、辛，性凉，归脾、胃经。善发散表邪。

【功效】发表解肌，解热生津，升阳透疹。

【主治】外感证的发热、头痛、无汗、项背强痛；温疟的先热后寒，往来不止；热病的舌干口渴；麻疹初起，疹发不畅；湿热泻痢，脾虚腹泻。

【用法】10～20g，煎服或入丸散。止泻宜煨用。

【文献】《名医别录》："疗伤寒中风头痛，解肌发表，出汗，开腠理，疗金疮止痛，胁风痛。""生根汁大寒，疗消渴、伤寒壮热。"

【附方】葛根汤：治太阳病，项背强，无汗恶风。葛根12g，麻黄、生姜各10g，桂枝、芍药、炙甘草各6g，大枣12枚。水煎服。

18. 柴 胡 疗肌解表，干葛先而柴胡次之

【原文解析】柴胡为草本植物柴胡（北柴胡）或狭叶柴胡（南柴胡）的根或全草。味苦、辛，性微寒，归心包络、肝、三焦、胆经。善和解退热。治外感病应先阳明后少阳，故先用葛根，后用柴胡。

【功效】和解退热，疏肝解郁，升举阳气。

【主治】邪在少阳的寒热往来、胸胁苦满、口苦、咽干、目眩；肝气郁结的胁肋胀痛，头痛，月经不调，痛经；气虚下陷的脱肛、子宫脱垂。

【用法】3～10g。

【宜忌】本品性升发，真阴亏损，肝阳上升之证忌用。

【文献】《本草正义》："用其凉散，平肝之热。其性凉，故解寒热往来，肌表潮热，肝胆火炎，胸胁痛结，兼治疮疡，血室受热；其性散，故主伤寒邪热未解，温病热盛，少阳头痛，肝经郁证。总之邪实者可用，真虚者当酌其宜。"

【附方】小柴胡汤：治伤寒少阳证。往来寒热，胸胁苦满，默默不欲饮食，心烦喜呕、口苦咽干目眩。柴胡12g，黄芩、半夏、生姜各9g，人参、甘草各6g，大枣4枚。水煎服。

19. 百 部　　百部治肺热，咳嗽可止

【原文解析】百部为草本植物百部的干燥块根。味甘、苦，性平，归肺经。善治咳嗽。因其性平，不必拘泥于肺热。

【功效】润肺止咳，灭虱杀虫。

【主治】新久咳嗽、百日咳、肺痨咳嗽；蛲虫病、蛔虫病。外用于头虱、体虱、荨麻疹、疥癣、蚊虫叮咬。

【用法】5 ~ 10g。外用适量。

【文献】《名医别录》："主咳嗽上气。""亦主去虱。"

【附方】单方: 治暴咳, 久咳。百部30g, 煎浓汁, 分3次服。

20. 栀 子　栀子凉心肾, 鼻衄最宜

【原文解析】栀子是灌木植物栀子的成熟果实。味苦, 性寒, 归心、肺、胃、三焦经。善清心泻火, 凉血止血。但凉肾之说少见。

【功效】泻火除烦, 清热利湿, 凉血解毒。

【主治】热病心烦、郁闷、躁扰不宁; 血热妄行的吐血、衄血、尿血; 湿热内蕴的黄疸发热、小便不利。

【用法】3 ~ 10g。清热解毒宜生用, 凉血止血宜炒黑用。

【宜忌】脾虚便溏食少者忌用。

【文献】《本草纲目》："治吐血、衄血、血痢、下血、血淋、损伤瘀血, 及伤寒劳复、热厥头痛、疝气、汤火伤。"

【附方】栀子豉汤: 治热病心烦不眠。栀子、

淡豆豉各 10g，水煎服。

21. 玄 参　玄参治结热毒痈，清利咽膈

【原文解析】玄参为草本植物玄参的根。味苦、甘、咸，性寒，归肺、胃、肾经。可治热结毒痈，咽喉肿痛。

【功效】清热，解毒，养阴。

【主治】温热病热入营分的身热、口干、舌绛；温热病血热壅盛的发斑，烦躁谵语；虚火上升的咽喉肿痛；痈肿疮毒，瘰疬痰核。

【用法】10 ~ 15g，煎服或入丸散。

【宜忌】本品性寒而滞，脾胃虚寒，胸闷少食者不宜用。反藜芦。

【文献】《本草纲目》："滋阴降火，解斑毒，利咽喉，通小便血滞。"

【附方】玄参散：治热毒壅塞，咽喉连舌肿痛。玄参、射干、黄药各 30g。共为末，每服 15g，水煎服。

22. 升 麻　升麻消风热肿毒，发散疮痍

【原文解析】升麻为草本植物升麻的根茎。味

辛、甘，性微寒，归肺、脾、大肠、胃经。能散风热，消肿毒，散疮痍。

【功效】发表透疹，清热解毒，升阳举陷。

【主治】外感风热的头痛；麻疹初期的疹发不畅；热毒炽盛的牙痛、头痛、咽痛、口舌生疮；中气虚弱或气虚下陷的短气倦怠、久泻脱肛、子宫脱垂、崩漏下血。

【用法】3～10g。升举阳气宜炙用，其他生用。

【宜忌】本品升浮，凡阴虚阳浮、喘满气逆及麻疹已透者，均当忌用。

【文献】《神农本草经》："解百毒……辟温疫瘴气，邪气蛊毒。"《药性本草》："小儿惊痫，热壅不通。疗痈肿、豌豆疮，水煎棉沾，拭疮上。"

【附方】升麻葛根汤：治麻疹初起未发，或发而不透。升麻、葛根、芍药、甘草各等分。共为末，每服12g，水煎服。

23. 轻 粉　尝闻腻粉抑肺而敛肛门

【原文解析】轻粉即腻粉，是以升华法制成的水银粉，主含氯化亚汞。味辛，性寒，燥烈有毒，无特殊归经。文中说腻粉可降肺平喘，收敛止泻，与临床并不符合。

【功效】外用攻毒杀虫，内服利水通便。

【主治】癣疥、梅毒、疮疡溃烂；水肿臌胀、小便不利、大便秘结。

【用法】外用适量。内服 0.1 ~ 0.2g，入丸散。

【宜忌】本品毒性强烈，内服不能过量，也不可持续服用；服后要及时漱口，以免口腔糜烂。孕妇忌服。

【文献】《本草纲目》："治痰涎积滞，水肿鼓胀，毒疮。"

【附方】《岭南卫生方》方：治梅毒疮癣。轻粉、大风子肉各等分。为末，外涂患处。

24. 金箔　金箔镇心而安魂魄

【原文解析】金箔即砸制成薄片的黄金。味辛、苦，性平，归心、肝经。善镇惊安神。

【功效】镇心安神，解毒。

【主治】心肝实热及惊吓所致的神魂不安，惊痫，癫狂，心悸；外用于疮毒。

【用法】0.9 ~ 1.5g，入丸散剂，多用于丸药挂衣。外用研末敷。

【宜忌】阳虚气陷、下利清冷者忌服。

【文献】《神农本草经疏》："金性本刚，服之伤肌损骨。惟作箔入药，可为镇心安神之用。"

【附方】金箔镇心丸：治癫痫惊悸，怔忡气郁，一切痰火之疾。西珀、天竺黄、朱砂各15g，胆星30g，牛黄、雄黄、珍珠各6g，麝香1.5g。蜜丸，每丸1g，金箔为衣，每服1丸，薄荷汤下。

25. 茵 陈   茵陈主黄疸而利水

【原文解析】茵陈为草本植物茵陈蒿或滨蒿的幼苗。味苦，性微寒，归脾、胃、肝、胆经。善退黄疸，使湿热从小便而出。

【功效】清热利湿，退黄疸。

【主治】湿热黄疸的身黄、小便不利、腹部微满；湿疮、瘙痒。

【用法】10～30g。外用适量。

【文献】《本草正义》："茵陈，味淡利水，乃治脾胃二家湿热之专药。湿疸、酒疸，身黄溲赤如酱，皆胃土蕴湿积热之证，古今皆以此物为主，其效甚速……凡下焦湿热瘙痒，及足胫跗肿，湿疮流水，并皆治之。"

【附方】茵陈蒿汤：治湿热黄疸。茵陈 18g，栀子 15g，大黄 6g。水煎，分 3 次服。

26. 瞿麦　瞿麦治热淋之有血

【原文解析】瞿麦是草本植物瞿麦或石竹的带花全草。味苦，性寒，归心、小肠、膀胱经。善治热淋、血淋。

【功效】利水通淋。

【主治】下焦湿热的小便短赤，淋沥涩痛；妇女瘀血停滞、月经不通。

【用法】10 ~ 15g。

【宜忌】孕妇忌用。

【文献】《景岳全书》："瞿麦，性滑利，能通小便，降阴火，除五淋，利血脉。兼凉药亦消眼目肿痛；兼血药则能通经破血下胎。凡下焦湿热疼痛诸病。皆可用之。"

【附方】瞿麦汤：治气淋涩痛。瞿麦穗、黄连、大黄、枳壳、当归、大腹皮、射干各 45g，桂心 15g。共为细末，每服 12g，加生姜 7 片，水煎服。

27. 芒 硝 朴硝通大肠，破血而止痰癖

【原文解析】 芒硝为含硫酸钠的天然矿物经精制而成的结晶体。朴硝含杂质较多，芒硝质地较纯。味咸、苦，性寒，归胃、大肠经。善通便，去瘀血停痰。

【功效】 泻下，软坚，清热。

【主治】 实热积滞的大便燥结，腹满胀痛，神昏谵语；外用于咽痛、口疮、目赤、疮疡、乳痈。

【用法】 10～15g，冲入药汁内或开水溶化后服。外用适量。

【文献】《珍珠囊》："芒硝其用有三：去实热，一也；涤肠中宿垢，二也；破坚积热块，三也。"《药品化义》："味咸软坚，故能通燥结；性寒降下，故能去火燥。主治时行热狂，六腑邪热，成上焦膈热，或下部便坚。"

【附方】调胃承气汤：治阳明病胃肠燥结。大黄 12g，芒硝 12g（后下），炙甘草 6g。水煎服。

28. 石 膏 石膏治头痛，解肌而消烦渴

【原文解析】 石膏属矿物，主含含水硫酸钙。

味辛、甘，性大寒，归肺、胃经。善清热除烦止渴，治头痛。

【功效】清热泻火，除烦止渴。

【主治】温热病邪在气分的壮热、烦渴、大汗、脉洪大；肺热壅盛的咳嗽、痰稠、气喘；胃火上炎的头痛、齿龈肿痛；外用可清火生肌敛疮口。

【用法】15～60g，内服宜生用，打碎先煎。外用须火煅研末。

【宜忌】脾胃虚寒、阴虚内热忌服。

【文献】《名医别录》："除时气头痛身热、三焦大热、皮肤热……解肌发汗，止渴、消烦逆，暴气喘息，咽热。"《药性本草》："治伤寒头痛如裂，壮热皮如火燥。"

【附方】白虎汤：治阳明气分热盛，壮热面赤，烦渴引饮。石膏30g，知母9g，甘草3g，粳米6g。水煎服。

29. 前 胡　前胡除内外之痰实

【原文解析】前胡为草本植物前胡的根。味苦、辛，性微寒，归肺经。善治内外实热痰嗽。

【功效】降气祛痰，宣散风热。

【主治】肺气不降的咳喘、痰稠、胸痞；外感风热的发热恶寒、咳嗽口渴。

【用法】6～10g。

【宜忌】阴虚火旺、寒饮咳嗽均不宜用。

【文献】《本经逢原》："其功长于下气，故能治痰热喘嗽，痞膈诸疾，气下则火降，痰亦降矣，为痰气之要药，治伤寒寒热及时气内外俱热。按二胡通为风药，但柴胡主升，前胡主降，有不同耳。"

【附方】杏苏散：治外感凉燥，咳嗽痰稀。苏叶、半夏、茯苓、前胡、桔梗、枳壳、甘草、生姜、橘皮、杏仁各6g，大枣2枚。水煎服。

30. 滑 石　滑石利六腑之涩结

【原文解析】滑石属矿物，主含含水硅酸镁。味甘、淡，性寒，归胃、膀胱经。能通利六腑的结滞。

【功效】利水通淋，清暑解热。

【主治】膀胱热结的小便不利、淋沥涩痛；暑湿证的烦渴、胸闷、泄泻。外用可清热收涩，用于湿疮、湿疹、痱子等。

【用法】10～15g。外用适量。

【宜忌】脾虚、热病伤津、孕妇均不宜服。

【文献】《医学衷中参西录》："因热小便不利者，滑石最为要药。"

【附方】六一散：治中暑。滑石180g，甘草30g。共为细末，每服9g。

31. 天冬　天门冬止嗽，补血涸而润肝心

【原文解析】天冬为攀援状草本植物天冬的块根。味甘、苦，性大寒，归肺、肾经。能清肺火，滋肾阴，止咳嗽，从而达到补养心肝阴血的效果。

【功效】清肺降火，润燥止咳。

【主治】燥咳痰黏、劳嗽咳血；热病伤阴的舌干口渴；肠燥便秘。

【用法】6～15g。

【宜忌】脾胃虚寒，食少便溏者忌服。

【文献】《本草纲目》："润燥滋阴，清金降火。"

【附方】天门冬膏：治血虚肺燥，及肺痿咳血。天冬熬膏，每用1～2匙，空腹服。

32. 麦冬　麦门冬清心，解烦渴而除肺热

【原文解析】麦冬为草本植物沿阶草或大叶麦

冬须根上的小块根。味甘、微苦，性微寒，归肺、
心、胃经。善润肺养阴、清心除烦、益胃生津。

【功效】 润肺养阴、清心除烦、益胃生津。

【主治】 肺阴不足的咳嗽痰黏、劳热咯血；胃
阴不足的舌干口渴；心阴不足的心烦不寐；阴虚肠
燥的便秘。

【用法】 10 ~ 15g。清养肺胃之阴多去心用，
清心滋阴多连心用。

【宜忌】 风寒咳嗽、痰湿咳嗽、脾胃虚寒泄泻
者均忌服。

【文献】 《本草拾遗》："去心热，止烦热。"
《珍珠囊》："治肺中伏火。"

【附方】二冬膏：治肺阴亏损，劳热咯血。麦冬、
天冬各等分，加蜂蜜收膏，每用 1 ~ 2 匙，空腹服。

33. 竹 茹　又闻治虚烦除哕呕，须用竹茹

【原文解析】 竹茹为青秆竹或淡竹的竹秆中间
层，即去掉绿层后所刮下的纤维。味甘，性微寒，
归肺、胃、胆经。善除烦止呕。

【功效】 清化热痰，除烦止呕。

【主治】 肺热咳嗽，咳痰黄稠；痰火内扰的心

烦不安、惊悸失眠；胃中有热的呃逆呕吐。

【用法】6 ~ 10g。

【宜忌】胃寒呕哕及感寒夹实作呕者不宜服。

【文献】《本经逢原》："清胃府之热，为虚烦、烦渴、胃虚呕逆之要药。"

【附方】橘皮竹茹汤：治胃虚呃逆、干呕。橘皮 9g，竹茹 6g，人参 6g，生姜 3 片，炙甘草 3g，大枣 3 枚。水煎服。

34. 大 黄　通秘结导瘀血，必资大黄

【原文解析】大黄为草本植物大黄的根和根茎。味苦，性寒，归脾、胃、大肠、肝、心经。善通大便，活血祛瘀。

【功效】泻下攻积，清热泻火；活血祛瘀；解毒。

【主治】肠道积滞，大便秘结；湿热积滞，痰水停留；血热妄行的吐血、衄血；火邪上炎的目赤、咽痛、齿龈肿痛；瘀血证如瘀血经闭、跌打损伤；湿热证的黄疸、热淋；热毒疮疡。

【用法】3 ~ 12g，后下。生用泻下力猛，久煎泻下力缓，活血宜酒制，止血宜炒炭。外用适量。

【宜忌】本品峻烈，易伤正气，妇女怀孕、月

经期、哺乳期应慎用或忌用。

【文献】《药品化义》："大黄气味重浊，直降下行，走而不守，有斩关夺门之力，故号为将军。专攻心腹胀满，胸胃蓄热，积聚痰实，便结瘀血，女人经闭。盖热淫内结，用此开导阳邪，宣通涩滞，奏功独胜。"

【附方】大承气汤：治肠胃实热，大便燥结。大黄12g，厚朴15g，枳实15g，芒硝9g。水煎服。

35. 黄连　宣黄连治冷热之痢，又厚肠胃而止泻

【原文解析】黄连为草本植物黄连的根茎、根须和叶，四川宣汉产为宣黄连。味苦，性寒，归心、肝、胃、大肠经。善治热痢热泻。"厚肠胃"为恢复和增强肠胃功能之意。

【功效】清热燥湿，泻火解毒。

【主治】肠胃湿热的痢疾、腹泻、呕吐；热病的高热烦躁、神昏谵语；血热妄行的吐血、衄血；痈肿疮毒、耳目肿痛。

【用法】2～10g，煎服或入丸散。研末吞服1～1.5g。外用适量。

【宜忌】本品大苦大寒，易致败胃。凡胃寒呕

吐，脾虚泄泻之证均忌服。

【文献】《名医别录》："主五脏冷热，久下泄澼脓血，止消渴，大惊……调胃厚肠，益胆，疗口疮。"《珍珠囊》："其用有六：泻心脏火，一也；去中焦湿热，二也；诸疮必用，三也；去风湿，四也；治赤眼暴发，五也；止中部见血，六也。"

【附方】香连丸：治湿热痢疾。黄连、木香各等分，为丸，每服3g。

36. 淫羊藿　淫羊藿疗风寒之痹，且补阴虚而助阳

【原文解析】淫羊藿是草本植物淫羊藿的全草。味辛、甘，性温，归肝、肾经。能祛风湿，壮肾阳，但无补阴虚的功用。

【功效】补肾壮阳，祛风除湿。

【主治】肾阳虚衰的阳痿、尿频、腰膝无力；风湿痹痛，四肢拘挛，麻木不仁。

【用法】10～15g，入汤剂。亦可浸酒、熬膏或入丸散。

【宜忌】阴虚火旺者不宜服。

【文献】《神农本草经》："主阴痿绝伤，茎中痛，利小便，益气力，强志。"《本草备要》：

"补命门，益精气，坚筋骨，利小便。"

【附方】淫羊藿酒：治阳痿，或半身不遂。淫羊藿 500g，浸醇酒 5000ml 中，每服 15ml。

37. 白茅根　茅根止血与吐衄

【原文解析】白茅根为草本植物白茅的根茎。味甘，性寒，归肺、胃、膀胱经。善凉血止血。

【功效】凉血止血，清热利尿。

【主治】血热妄行的衄血、咯血、吐血、尿血；热淋、水肿、湿热黄疸的小便不利；肺胃蕴热的咳嗽、烦渴、呕恶。

【用法】15 ~ 30g。鲜品加倍。

【文献】《本草纲目》："止吐衄诸血，伤寒哕逆，肺热喘急，水肿，黄疸，解酒毒。"

【附方】茅根饮子：治胞络中虚热，时小便出血色。茅根 30g，茯苓 10g，人参、干地黄各 6g。水煎服。

38. 石韦　石韦通淋于小肠

【原文解析】石韦为草本植物石韦的叶片。味苦、甘，性微寒，归肺、膀胱经。善利水通淋。

【功效】利水通淋，止咳。

【主治】下焦湿热的热淋、石淋、血淋；水肿；肺热咳嗽气喘。

【用法】5～10g。

【文献】《本草从新》："清肺金以滋化源，通膀胱而利水道。"

【附方】石韦散：治血淋。石韦、当归、蒲黄、芍药各等分。为末，每服3g，每日3次。

39. 熟地黄　　熟地黄补血且疗虚损

【原文解析】熟地黄为草本植物地黄的根经加工炮制，反复蒸晒而成。味甘，性微温，归肝、肾经。善补血填精。

【功效】养血滋阴，补精益髓。

【主治】血虚亏损的面色萎黄、眩晕、心悸、失眠；月经不调；肾阴不足的潮热、盗汗、遗精、消渴；精血亏虚的腰膝痿软，头晕眼花，耳鸣、耳聋，须发早白。

【用法】10～30g。

【宜忌】本品性质黏腻，有碍消化，凡气滞痰多、脘腹胀满、食少便溏者均忌服。

【文献】《本草纲目》："填骨髓，长肌肉，生精血，补五脏内伤不足，通血脉，利耳目，黑须发。"《本草正》："阴虚而神散者，非熟地之守，不足以聚之；阴虚而火升者，非熟地之重，不足以降之；阴虚而躁动者，非熟地之静，不足以镇之；阴虚而刚急者，非熟地之甘，不足以缓之。"

【附方】四物汤：治血虚证。熟地黄、白芍各12g，当归10g，川芎8g。水煎服。

40. 生地黄 生地黄宜血更医眼疮

【原文解析】生地黄为草本植物地黄的根。味甘、苦，性寒，归心、肝、肾经。能消瘀止血，并可治眼部红肿热痛的疾患。

【功效】清热凉血，养阴生津。

【主治】热病伤阴的身热、口干渴；阴虚内热的骨蒸烦劳；热在血分的吐血、衄血、尿血、崩漏；热盛伤阴的肠燥便秘。

【用法】10～30g，煎服或以鲜品捣汁入药。

【宜忌】本品寒滞，脾虚湿盛，腹满便溏者均不宜服。

【文献】《神农本草经》："主折跌绝筋，伤中。逐血痹，填骨髓，长肌肉。"《日华子本草》："治惊悸劳劣，心肺损，吐血，鼻衄。妇人崩中血晕。助筋骨。"

【附方】增液汤：治热邪伤津，口渴便秘。生地黄、麦冬各 24g，玄参 30g。水煎服。

41. 赤芍　赤芍药破血而疗腹痛，烦热亦解

【原文解析】赤芍为草本植物毛果赤芍（川赤芍）、卵叶芍药或芍药的根。味苦、酸，性微寒，归肝经。善散瘀血，止腹痛，并解瘀血引起的烦热。

【功效】清热凉血，祛瘀止痛。

【主治】血滞经闭，痛经；跌打损伤的瘀滞肿痛；热在血分的身热发斑，吐血、衄血；热淋；热痢；痈肿，目赤肿痛。

【用法】10 ～ 15g，煎服或入丸散。

【宜忌】本品清热凉血，虚寒性经闭、痛经忌用。反藜芦。

【文献】《神农本草经》："主邪气腹痛，除血痹，破坚积，寒热疝瘕，止痛，利小便。"《药品化义》："泻肝火。"

【附方】赤芍药散：治赤痢多，腹痛不可忍。
赤芍药、黄柏各 60g。共捣筛为散，每服 10g。

42. 白芍　白芍药补虚而生新血，退热尤良

【原文解析】白芍为草本植物芍药的根。味苦、
酸，性微寒，归肝、脾经。善治热证，补阴虚、血虚。

【功效】敛阴养血，柔肝止痛，平抑肝阳。

【主治】月经不调，经行腹痛；外感风寒的表
虚自汗，阴虚阳浮的盗汗；肝气不和的胁肋脘腹疼
痛；四肢拘挛作痛；腹痛泄泻，下痢腹痛；肝阳上
亢的头痛眩晕。

【用法】5 ~ 15g；大剂量 15 ~ 30g。

【宜忌】本品酸敛阴柔，虚寒证忌单用。反藜芦。

【文献】《神农本草经》："主邪气腹痛……
止痛，利小便，益气。"《本草求真》："赤芍
药与白芍药主治略同，但白则有敛阴益营之力，
赤则只有散邪行血之意；白则能于土中泻木，赤
则能于血中活滞。"

【附方】四物汤：治血虚证。熟地黄、白芍各
12g，当归 10g，川芎 8g。水煎服。

43. 牵牛子　若乃消肿满逐水于牵牛

【原文解析】牵牛子为攀援草本植物牵牛的成熟种子。味苦，性寒，有毒，归肺、肾、大肠经。善泻下逐水，消水肿胀满。

【功效】泻下，逐水，去积，杀虫。

【主治】水饮停蓄，水肿腹胀；疟癖的积滞不消；肠胃湿热积滞的便秘；虫积腹痛。

【用法】3～10g，打碎入煎；入散剂1.5～3g。

【宜忌】脾虚水肿及孕妇忌用。

【文献】《本草纲目》："牵牛治水气在肺，喘满肿胀；下焦郁遏，腰背胀肿；及大肠风秘、气秘，卓有殊功。"《本草正》："牵牛，古方多为丸散，若用救急，亦可佐群药煎服，然大泄元气，凡虚弱之人须忌之。"

【附方】牵牛汤：治水肿。牵牛子、槟榔、木香、陈皮、茯苓各9g。水煎服。

44. 贯众　除毒热杀虫于贯众

【原文解析】贯众为草本植物粗茎鳞毛蕨的根茎及叶柄基部。味苦，性微寒，归肝、脾经。善清热解毒，杀虫。

【**功效**】杀虫，清热解毒，止血。

【**主治**】肠道寄生虫病如钩虫病、绦虫病、蛲虫病；风热感冒，温热斑疹，疟腮；出血证如衄血、吐血、便血、崩漏。

【**用法**】10～15g。驱虫、清热解毒宜生用；止血宜炒炭用。

【**文献**】《本草正义》："贯众苦寒沉降之质，故主邪热而能止血，并治血痢下血甚有捷效，皆苦以燥湿，寒以泄热之功也。然气亦浓厚，故能解时邪热结之毒。《名医别录》除头风，专指风热言之，凡大头瘟疫肿连耳目，用泄散而不遽应者，但加入贯众一味，即邪势透泄而热解神清。"

【**附方**】贯众散：制蛔虫攻心，痛不能止，吐酸。贯众、鹤虱、狼牙、芜荑、龙胆草各 30g，麝香 3g。共捣，罗为散。每于食前以淡醋汤调下 6g。

45. 川楝子　金铃子治疝气而补精血

【**原文解析**】川楝子即金铃子，为乔木植物川楝的成熟果实。味苦，性寒，有小毒，归肝、胃、小肠、膀胱经。善治肝气郁滞的疝气，但无补精血的作用。

【功效】行气止痛，杀虫，疗癣。

【主治】肝气郁滞或肝胃不和的胁肋胀痛、脘腹疼痛、疝气疼痛；虫积腹痛。外用于头癣。

【用法】3 ~ 10g。外用适量。

【宜忌】本品味苦性寒，凡脾胃虚寒者不宜用。

【文献】《用药法象》："入心及小肠，止上下部腹痛。"《本草纲目》："治诸疝、虫、痔。"

【附方】导气汤：治寒疝疼痛。川楝子 12g，木香 9g，小茴香 6g，吴茱萸 3g。水煎服。

46. 萱草根　萱草根治五淋而消乳肿

【原文解析】萱草根为草本植物萱草的肉质纤维根。味甘，性凉，有毒，归大肠、膀胱经。可治五淋，消乳痈肿痛。

【功效】清热利尿，凉血止血，解毒消肿。

【主治】湿热黄疸，淋病尿涩，水肿，带下；崩漏，便血；乳痈肿痛，乳汁不通；毒蛇咬伤。

【用法】5 ~ 10g，久煎。外用适量。

【宜忌】本品有毒，宜久煎，不可过量或久服。

【文献】《滇南本草》："治乳结红肿硬痛，

乳汁不通，乳痈，乳岩，攻痈疮。"《本草从新》：
"小便不通，煎水频饮甚良，遍身水肿亦效。"

【附方】《太平圣惠方》方：治通身水肿。萱
草根、叶，晒干为末，每服 6g，食前冲服。

47. 侧柏叶　侧柏叶治血出崩漏之疾

【原文解析】侧柏叶为乔木植物侧柏的嫩枝及
叶。味苦、涩，性微寒。归肺、肝、大肠经。善治
血热妄行的崩漏。

【功效】凉血止血，祛痰止咳。

【主治】血热妄行的咯血、吐血、鼻衄、尿血、
崩漏；咳喘痰多；外用于外伤出血，须眉脱落。

【用法】10～15g。外用适量。

【文献】《名医别录》："主吐血，衄血，痢
血，崩中赤白……去湿痹，生肌。"

【附方】侧柏散：治肠风、脏毒、酒痢，下血
不止。嫩柏叶 60g，陈槐花 30g，共为丸服，每服 9g。

48. 香附　香附子理血气妇人之用

【原文解析】香附即香附子，为草本植物莎草

的根茎。味辛、微苦、微甘，性平，归肝、三焦经。为妇科理气调血的要药。

【功效】疏肝理气，调经止痛。

【主治】肝郁气滞的胁肋胀痛、脘腹胀痛、疝痛；肝气郁结的月经不调、痛经、乳房胀痛；食积不化的脘腹胀满。

【用法】2 ~ 12g。

【宜忌】气虚无滞者忌用。

【文献】《本草纲目》："香附之气平而不寒，香而能窜。其味多辛能散，微苦能降，微甘能和。乃足厥阴肝、手少阳三焦气分主药，而兼通十二经气分。生则上行胸膈，外达皮肤；熟则下走肝肾，外彻腰足……乃气病之总司，女科之主帅也。"《本草正义》："香附辛味甚烈，香气颇浓，皆以气用事，故专治气结为病。"

【附方】醋附丸：治月经不调，腹中急痛。香附500g，醋煮，焙为末，醋和丸如桐子大。每服30 ~ 40丸。

49. 地肤子　地肤子利膀胱，可洗皮肤之风

【原文解析】地肤子为草本植物地肤的成熟果

实。味苦，性寒，归膀胱经。内服利尿，外用止痒。

【功效】清热利水，止痒。

【主治】下焦湿热的小便不利，淋沥涩痛；皮肤癣疥、湿疮瘙痒。

【用法】10～15g。外用适量。

【文献】《神农本草经》："主膀胱热，利小便。"《本草原始》："去皮肤中积热，除皮肤外湿痒。"

【附方】《子母秘录》方：治妊娠患淋，小便量少忽热痛，手足烦疼。地肤子水煎洗。

50. 山豆根 山豆根解热毒，能止咽喉之痛

【原文解析】山豆根为灌木植物越南槐（广豆根）的根或藤本植物蝙蝠葛（北豆根）的根茎。味苦，性寒，归肺经。善清热解毒，是治疗咽喉肿痛的要药。

【功效】清热解毒，利咽喉，散肿止痛。

【主治】热毒蕴结的咽喉肿痛；湿热黄疸；痈肿疮毒，蛇虫咬伤。

【用法】6～10g，入汤剂或磨汁服。外用含漱或研末涂敷。

【宜忌】本品苦寒，不宜于脾胃虚寒，少食便

溏者。

【文献】《开宝本草》："解诸药毒，止痛，消疮肿毒，人及马急黄发热，咳嗽，杀小虫。"《图经本草》："采根用，令人寸截含之，以解咽喉肿痛极妙。"

【附方】山豆根丸：治积热咽喉闭塞肿痛。山豆根 30g，大黄、升麻、朴硝各 15g。为末，炼蜜为丸如皂子大。每粒以薄绵包，含服。

51. 白鲜皮　白鲜皮去风治筋弱，而疗足顽痹

【原文解析】白鲜皮为草本植物白鲜的根皮。味苦，性寒，归脾、胃经。善除风湿，治疗筋肉软弱、不能行走等症。

【功效】清热解毒，除湿，止痒。

【主治】湿热痹证；湿热疮疹疥癣，多脓、黄水淋漓、肌肤湿烂、皮肤瘙痒；湿热黄疸。

【用法】6～10g。外用适量。

【文献】《本草纲目》："白鲜皮气寒善行，味苦性燥，足太阴阳明经去湿热药也。""为诸黄风痹要药。"

【附方】白鲜皮汤：治湿热黄疸。白鲜皮、茵

陈蒿各 10g，水煎服。

52. 旋覆花　旋覆花明目治头风，而消痰嗽壅

【原文解析】旋覆花为草本植物旋覆花的花。味苦、辛、咸，性微温，归脾、肺、胃、大肠经。善降气消痰，也可治风湿痰饮上攻的头目疾患。

【功效】消痰行水，降气止呕。

【主治】痰涎壅肺的咳喘痰多；痰饮蓄结的胸膈痞闷；痰湿上逆的呕吐噫气、心下痞满、头胀、头痛、目眩多眵。

【用法】3～10g，包煎。

【宜忌】本品温散降逆，故阴虚燥咳，体虚便溏者不宜用。

【文献】《本草纲目》："旋覆花所治诸病，其功只在行血、下气、通血脉尔。"《本草衍义》："行痰水，去头目风。"

【附方】旋覆半夏汤：治风痰呕逆，头目昏闷。旋覆花、枇杷叶、川芎、细辛、赤茯苓各3g，前胡4.5g，姜3片，枣5枚，水煎服。

53. 荆芥　又况荆芥穗清头目便血，疏风散疮之用

【原文解析】荆芥穗是草本植物荆芥的花穗，现多用带花全草，通称荆芥。味辛，性微温，归肺、肝经。善疏风清头目，理血止血，也可治疮疡初起之症。

【功效】祛风，解表，止血。

【主治】外感风寒的头痛、发热恶寒、无汗；风疹瘙痒，麻疹透发不畅；疮疡初起；衄血、便血、崩漏。

【用法】3～10g，不宜久煎。止血炒炭用。

【宜忌】表虚有汗者不宜用。

【文献】《本草纲目》："散风热，清头目，利咽喉，消疮肿，治项强……吐血、衄血、下血、血痢、崩中、痔漏。"

【附方】荆防败毒散：治疮疡初起，恶寒发热。荆芥、防风、羌活、独活、柴胡、前胡、枳壳、茯苓、桔梗、川芎各5g，甘草3g。水煎服。

54. 天花粉　瓜蒌根疗黄疸毒痈，消渴解痰之忧

【原文解析】天花粉即瓜蒌根，为宿根草质藤

本植物栝楼的干燥块根。味苦、微甘，性寒，归肺、胃经。可治火热郁结的黄疸、毒痈，并可消痰止渴。

【功效】清热生津，消肿排脓。

【主治】热病伤津的口干舌燥、烦渴；肺热津伤的燥咳，痰稠，咯血；热毒炽盛的痈肿疮疡，赤肿焮痛。

【用法】10～15g，煎服或入丸散。外用研末，水或醋调敷。

【宜忌】脾胃虚寒、大便滑泄者忌用。

【文献】《神农本草经》："主消渴，身热，烦满，大热。"《滇南本草》："治痈肿肿毒，并止咳嗽带血。"

【附方】瓜蒌牡蛎散：治百合病，口渴不止。天花粉、煅牡蛎各等分。为细末，饮服10g，每日3服。

55. 地 榆　地榆疗崩漏，止血止痢

【原文解析】地榆为草本植物地榆的根。味苦、酸，性微寒，归肝、胃、大肠经。善凉血止血，可治崩漏、血痢。

【功效】凉血止血，解毒敛疮。

【主治】血热妄行的尿血、便血、痔血、崩漏、

咯血、衄血、吐血。外用于金疮、水火烫伤、湿疹、皮肤溃烂。

【用法】 10 ~ 15g，外用适量。

【宜忌】 大面积烧伤不宜用。

【文献】 《本草纲目》："捣汁涂虎犬蛇虫伤。""地榆除下焦热，治大小便血证。"

【附方】 地榆汤：治血痢不止。地榆 60g，甘草 15g，每服 15g，水煎温服。

56. 昆 布　昆布破疝气，散瘿散瘤

【原文解析】 昆布为海带和昆布的叶状体。味咸，性寒，归肝、胃、肾经。善治痰聚水停的瘿瘤、睾丸肿痛。

【功效】 消痰软坚，利水。

【主治】 瘿瘤，咽喉项颈渐粗、胸膈满塞，瘰疬，睾丸肿痛；水肿，脚气浮肿。

【用法】 10 ~ 15g。

【文献】 《名医别录》："十二种水肿，瘿瘤聚结气，瘘疮。"《本草从新》："顽痰积聚。"

【附方】 海龙丸：治瘰疬。昆布、海藻、茯苓、山甲珠各 60g，全蝎 100g，龙胆草 45g，当归

30g，桃仁 50 个。为细末，荞麦面打糊为丸，梧桐子大，每服 9g。

57. 淡竹叶　疗伤寒，解虚烦，淡竹叶之功倍

【原文解析】淡竹叶为植物淡竹的叶。味甘、淡，性寒，归心、肺、小肠经。善解表清热除烦。

【功效】清热除烦，生津，利尿。

【主治】外感风热的发热、头痛、口干、咽痛；热病烦热口渴；心火上炎的口舌生疮；小儿惊热；心火移热小肠的小便淋痛、热淋。

【用法】10 ~ 15g。

【文献】《本草正义》："退虚热烦躁不眠，止烦渴，生津液，利小水，解喉痹，并小儿风热惊痫。"

【附方】竹叶石膏汤：治伤寒解后，虚羸少气，气逆欲吐。竹叶 9g，石膏 30g，制半夏 9g，人参 5g，麦冬 18g，甘草 3g，粳米 15g。水煎服。

58. 牡丹皮　除结气，破瘀血，牡丹皮之用同

【原文解析】牡丹皮为小灌木植物牡丹的根皮。

味苦、辛，性微寒，归心、肝、肾经。善活血化瘀，消气血凝结。

【功效】清热凉血，活血散瘀。

【主治】 温热病热入血分的斑疹、吐血、衄血；温热病后期的阴分伏热发热、夜热早凉；妇女月经先期，经前发热；血滞经闭、痛经、癥瘕；痈肿疮毒。

【用法】6～12g，煎服或入丸散。

【宜忌】血虚有寒、孕妇及月经过多者不宜用。

【文献】《珍珠囊》："治肠胃积血、衄血、吐血、无汗骨蒸。"《本草纲目》："和血，生血，凉血，治血中伏火，除烦热。"

【附方】大黄牡丹皮汤：治肠痈初起。大黄、丹皮、桃仁、芒硝各9g，冬瓜仁15g。水煎服。

59. 知 母 <u>知母止嗽而骨蒸退</u>

【原文解析】 知母为草本植物知母的根茎。味苦、甘，性寒，归肺、胃、肾经。善治咳嗽，退骨蒸。

【功效】 清热泻火，滋阴润燥。

【主治】温热病邪在气分的壮热、烦渴、大汗、脉洪大；阴虚肺热的咳嗽、痰稠；阴虚火旺的骨蒸潮热、盗汗、心烦；消渴证的口渴、饮多、尿多。

【用法】6 ~ 12g。

【宜忌】本品性质寒润，缓泻，故脾虚便溏者不宜用。

【文献】《本草纲目》："知母之辛苦寒凉，下则润肾燥而滋阴，上则清肺金而泻火，乃二经气分药也。"

【附方】二母散：治肺热咳嗽。知母、贝母各等分，研末，每服6g。

60. 牡 蛎　牡蛎涩精而虚汗收

【原文解析】牡蛎为动物长牡蛎的贝壳。味咸，性微寒，归肝、肾经。善涩精止汗。

【功效】平肝潜阳，收敛固涩，软坚散结。

【主治】阴虚阳亢的烦躁不安、心悸失眠、头晕目眩、耳鸣；热病伤阴、肝风内动的四肢抽搐；虚汗、遗精、带下、崩漏；痰火郁结的瘰疬痰核。

【用法】15 ~ 30g，先煎。收敛固涩宜煅用，其余宜生用。

【文献】《本草拾遗》："粉身，止大人小儿盗汗；同麻黄根、蛇床子、干姜为粉，去阴汗。"

【附方】牡蛎散：治体虚自汗，心悸短气。牡蛎、黄芪、麻黄根各 30g。为粗末，每用 9g，与浮小麦 15g 同煎服。

61. 贝 母 贝母清痰止咳嗽而利心肺

【原文解析】贝母分两种，川贝母为草本植物川贝母的地下鳞茎，浙贝母为草本植物浙贝母的地下鳞茎。川贝母苦、甘，微寒，浙贝母苦，寒，二者均归肺、心经。均清心利肺，化痰止咳。

【功效】化痰止咳，清热散结。

【主治】外感风热咳嗽，肺痈痰热咳嗽，肺痿劳伤久咳；痰热郁结的痈肿、痰核。

【用法】3 ~ 10g。研末冲服 1 ~ 2g。外感、痰热、痈肿、痰核宜用浙贝，劳伤久咳宜用川贝。

【宜忌】寒湿痰嗽者不宜服。反乌头。

【文献】《本草汇编》："治虚劳咳嗽，吐血咯血，肺痿肺痈，妇人乳痈，痈疽及诸郁之证。"

《本草纲目拾遗》："凡肺家夹风火有痰者宜此。"

【附方】贝母丸：治肺热咳嗽多痰，咽喉中干。贝母 45g，杏仁 45g，甘草 3g。共为末，炼蜜为丸如弹子大，含化咽津。

62. 桔梗　桔梗开肺利胸膈而治咽喉

【原文解析】桔梗是草本植物桔梗的根。味苦、辛，性平，归肺经。善宣肺祛痰，利咽开音。

【功效】开宣肺气，祛痰，排脓。

【主治】肺气壅闭的咽痛音哑、胸膈痞闷、咳嗽痰多或咳痰不爽；肺痈证的胸痛、咳吐脓血、痰黄腥臭。

【用法】3～10g。

【宜忌】阴虚久咳、咳血不宜用。

【文献】《日华子本草》："肺痈，养血排脓，补内漏及喉痹。"《本草求真》："桔梗系开提肺气之药，可为诸药舟楫，载之上浮，能引苦泄峻下剂，至于至高之分。"

【附方】桔梗汤：治咽痛，或风热犯肺的失音。桔梗6g，甘草12g。水煎服。

63. 黄芩　若夫黄芩治诸热，兼主五淋

【原文解析】黄芩为草本植物黄芩的根。味苦，

性寒，归肺、胆、胃、大肠经。善清热泻火，治疗湿热淋证。

【功效】清热燥湿，泻火解毒，止血，安胎。

【主治】湿热病证：湿温、黄疸、泻痢、热淋、痈肿疮毒等；壮热烦渴；肺热咳嗽；血热妄行的吐血、咳血、衄血、便血、崩漏；痈肿疮毒；胎热不安。

【用法】3～10g，煎服或入丸散。安胎炒用，清上焦火酒炒，止血炒炭。

【宜忌】本品苦寒伐生气，脾胃虚寒、少食、便溏者忌用。

【文献】《本草纲目》："治风热、湿热、头痛、奔豚热痛、火咳肺痿、喉腥、诸失血。"

【附方】黄芩散：清肺热，止吐血、衄血。黄芩30g，细捣罗为散。每服9g，水煎服。

64. 槐 花　槐花治肠风，亦医痔痢

【原文解析】槐花为乔木植物槐树的花蕾。味苦，性微寒，归肝、大肠经。可治肠风便血、痔漏、下痢。

【功效】凉血止血。

【主治】血热妄行的大便下血、痔疮肛瘘出血、

咯血、衄血；热痢。

【用法】10 ~ 15g。

【文献】《珍珠囊》："凉大肠。"

【附方】槐花散：治肠风下血。槐花、柏叶、荆芥穗、枳壳各 30g。共为末，每服 6g，食前调下。

65. 常 山 常山理痰结而治温疟

【原文解析】常山为小灌木植物黄常山的根。味苦、辛，性寒，有毒，归肺、心、肝经。善涌痰，截疟。

【功效】涌吐痰饮，截疟。

【主治】胸中痰饮积聚胀满；疟疾。

【用法】5 ~ 10g。涌吐宜生用，截疟宜酒炒。

【宜忌】本品作用强烈，能损正气，体虚者慎用。

【文献】《药性论》："治诸疟、吐痰涎。"《本草纲目》："常山、蜀漆，有劫痰截疟之功，须在发散表邪，及提出阳分之后，用之得宜，神效立见，用失其法，真气必伤。"

【附方】截疟七宝饮：治阳经实疟。常山、草果、槟榔、厚朴、青皮、陈皮、甘草各等分。水酒各半煎，发日早晨温服。

66. 葶苈子　葶苈泻肺热而通水气

【原文解析】葶苈子为草本植物播娘蒿（南葶苈子）和独行菜（北葶苈子）的成熟种子。味苦、辛，性大寒，归肺、膀胱经。善泻肺热，利水消肿。

【功效】泻肺平喘，利水消肿。

【主治】痰涎壅滞，咳嗽喘促；肺痈痰热郁结、咳嗽胸痛；肺气闭塞的胸腹积水、小便不利。

【用法】3～10g。

【宜忌】肺虚喘促、脾虚肿满者均忌服。

【文献】《名医别录》："下膀胱水，伏留热气，皮间邪水上出，面目浮肿。"《药性论》："疗肺壅上气咳嗽，止喘促，除胸中痰饮。"

【附方】葶苈大枣泻肺汤：治肺痈喘不得卧。葶苈子9g，大枣12枚。水煎服。

二、热性药（67～128）

67. 荜茇　欲温中以荜茇

【原文解析】荜茇是藤本植物荜茇的未成熟果穗。味辛，性热，归胃、大肠经。善温中散寒止痛。

【功效】温中止痛。

【主治】胃中有寒的呕吐呃逆，腹痛腹泻；寒疝腹痛；寒泻冷痢；龋齿疼痛。

【用法】2～5g。外用适量。

【文献】《本草求真》："凡一切风寒内积，逆于胸膈而见恶心呕吐，见于下部而见肠鸣冷痢水泻，发于头面而见齿牙头痛鼻渊，停于肚腹而见中满痞塞疼痛，俱可用此投治，以其气味辛温，则寒自尔见除。"

【附方】荜茇丸：治脾虚呕逆，心腹痛，腰胯冷疼。荜茇、木香、附子、胡椒、桂心、干姜、诃黎勒皮各15g，厚朴45g。共为丸，如梧桐子大，每服15丸。

68. 生姜　用发散以生姜

【原文解析】生姜为草本植物姜的根茎。味辛，性微温，归肺、脾经。善发散表邪。

【功效】发汗解表，温中止呕，温肺止咳。

【主治】外感风寒的恶寒发热、头痛、鼻塞；胃寒呕吐；风寒客肺的咳嗽。

【用法】3～10g，煎服或捣汁冲服。

【宜忌】本品辛温，阴虚内热及热盛者忌用。

【文献】《名医别录》："主伤寒头痛鼻塞，咳逆上气，止呕吐。"《本草纲目》："生用发散，熟用和中。"

【附方】单方：治风寒表证初起。生姜10g，水煎服。

69. 五味子　五味子止嗽痰，且滋肾水

【原文解析】五味子为木质藤本植物北五味子的成熟果实。味酸，性温，归肺、肾、心经。有敛肺止咳，滋肾涩精的功效。

【功效】敛肺滋肾，生津敛汗，涩精止泻，宁心安神。

【主治】肺肾不足的久咳虚喘；热伤气阴的心悸口渴、自汗盗汗；肾虚遗精滑精；久泻不止；心悸、失眠、多梦。

【用法】2 ~ 6g，研末服每次 1 ~ 3g。

【宜忌】本品酸涩收敛，凡表邪未解，内有实热，咳嗽初起，麻疹初发者均不宜用。

【文献】《本草备要》："性温，五味俱备，酸咸为多，故专收敛肺气而滋肾水，益气生津，补虚明目，强阴涩精，退热敛汗，止呕住泻，宁嗽定喘，除烦渴。"

【附方】五味细辛汤：治肺经感寒，咳嗽不已。茯苓 12g，甘草、干姜、细辛各 9g，五味子 8g。共为细末，每服 6g，水煎服。

70. 腽肭脐 腽肭脐疗痨瘵，更壮元阳

【原文解析】腽肭脐为动物斑海豹的阴茎和睾丸。味咸，性大热，归肾经。可壮肾阳，治虚劳。

【功效】暖肾壮阳，益精补髓。

【主治】肾阳虚衰、肾精亏损的畏寒肢冷、腰膝痿弱、阳痿早泄、精冷不育、尿频便溏、腹中冷痛；阳虚劳伤，寒痰结聚，胁腹作痛。

【用法】3 ~ 10g，煎服，或入丸散，或浸酒服。

【宜忌】阴虚火旺及骨蒸劳嗽者忌服。

【文献】《海药本草》："味甘香美，大温无毒。主五劳七伤，阴痿少力，肾气衰弱，虚损，背膊劳闷，面黑精冷。"《本草纲目》："今之滋补丸药中多用之，精不足者补之以味也，大抵与苁蓉、锁阳之功相近。"

【附方】腽肭脐丸：治五劳七伤。腽肭脐 1 对，天雄、附子、川乌、阳起石、钟乳粉各 60g，鹿茸 30g，朱砂、人参、沉香各 10g。共研细末，酒和为丸，如梧桐子大。每服 70 丸，空腹盐汤下。

71. 川 芎　原夫川芎去风湿，补血清头

【原文解析】川芎为草本植物川芎的根茎。味辛，性温，归肝、胆、心包经。善祛风湿，治头痛。其功在行气活血，而非补血。

【功效】活血行气，祛风止痛。

【主治】月经不调、痛经、闭经、难产、产后瘀阻腹痛；气滞血瘀的胁肋作痛、肢体麻木、跌打损伤、疮痛肿痛；各类头痛；风湿痹痛。

【用法】3 ~ 10g；研末吞服，每次 1 ~ 1.5g。

【宜忌】本品辛温升散，阴虚火旺者、妇女月经过多者，均不宜应用。

【文献】《景岳全书》："川芎，其性善散，又走肝经，气中之血药也。反藜芦，畏硝石、滑石、黄连者，以其沉寒而制其升散之性也。芎归俱属血药，而芎之散动尤甚于归，故能散风寒，治头痛，破瘀蓄，通血脉，解结气，逐疼痛，排脓消肿，逐血通经……散则有余，补则不足，惟风寒之头痛，极宜用之。"

【附方】川芎茶调散：治感冒偏正头疼。川芎、荆芥各12g，白芷、甘草、羌活各6g，细辛3g，防风5g，薄荷24g。共为细末，每服6g，清茶调下。

72. 续 断 续断治崩漏，益筋强脚

【原文解析】续断为草本植物续断的根。味苦、甘、辛，性微温，归肝、肾经。善治崩漏下血，腰痛脚弱。

【功效】补肝肾，行血脉，续筋骨。

【主治】肝肾不足的腰痛脚弱、遗精、崩漏；胎漏下血、胎动欲坠；跌打损伤、金疮；痈疽溃疡。

【用法】10～20g。崩漏下血宜炒用。外用适

量，研末敷。

【文献】《神农本草经疏》："入足厥阴少阴，为治胎产、续绝伤、补不足、疗金疮、理腰肾之要药也。"

【附方】续断丸：治腰痛并脚酸腿软。续断60g，破故纸、牛膝、木瓜、萆薢、杜仲各30g。为丸，每服9g。

73. 麻 黄 麻黄表汗以疗咳逆

【原文解析】麻黄为草本状小灌木植物麻黄的草质茎。味辛，微苦，性温，归肺、膀胱经。善发汗，治喘咳。

【功效】发汗，平喘，利水。

【主治】外感风寒的恶寒发热、头身疼痛、无汗、鼻塞；肺气壅遏的喘咳证；水肿兼表证。

【用法】1.5 ~ 10g，宜先煎。解表宜生用，平喘多炙用。

【宜忌】本品发汗力较强，故表虚自汗及阴虚盗汗者均忌用。

【文献】《本草纲目》："麻黄乃肺经专药，故治肺病多用之。张仲景治伤寒，无汗用麻黄，有汗用桂枝。"

【附方】麻黄汤: 治太阳病头痛发热, 身疼腰痛, 骨节疼痛, 恶风无汗而喘者。麻黄 9g, 桂枝 6g, 杏仁 9g, 炙甘草 3g, 水煎服。

74. 韭 子　韭子助阳而医白浊

【原文解析】韭子为草本植物韭的种子。味辛、甘, 性温, 归肝、肾经。善助肾阳, 治白浊。

【功效】补肝肾, 暖腰膝, 壮阳, 固精。

【主治】肾阳虚衰、肝肾不足的阳痿, 腰膝酸软冷痛; 肾气不固的遗精、白浊、尿频、白带过多。

【用法】5 ~ 10g, 水煎或入丸散服。

【宜忌】阴虚火旺者忌服。

【文献】《滇南本草》: "补肝肾, 暖腰膝, 兴阳道, 治阳痿。"《本草纲目》: '治小便频数, 遗尿, 女子白淫白带。"

【附方】《魏氏家藏方》方: 治肾与膀胱虚冷, 小便滑数。韭子 12g, 茴香、补骨脂、益智仁、鹿角霜、龙骨各 9g。为丸服。

75. 乌 头　川乌破积，有消痰治风痹之功

【原文解析】 乌头是草本植物乌头的块根，主产于四川者为川乌。味辛、苦，性大热，有毒，归心、肝、脾经。善破寒积，消寒痰，祛风湿。

【功效】 祛风湿，散寒止痛。

【主治】 寒湿痹痛，寒疝疼痛，心腹冷痛，头风痛、偏头痛，跌打损伤疼痛。

【用法】 3～9g。入汤剂先煎30～60分钟以减弱其毒性。入散剂或酒剂1～2g，制用。

【宜忌】 孕妇忌用。反半夏、瓜蒌、白蔹、白及、贝母。畏犀角。

【文献】 《长沙药解》："乌头，温燥下行，其性疏利迅速，开通关腠，驱逐寒湿之力甚捷，凡历节、脚气、寒疝、冷积、心腹疼痛之类并有良功。制同附子，蜜煎取汁用。"

【附方】 乌头汤：治历节不可屈伸，疼痛。川乌5枚（蜜煎），麻黄、芍药、黄芪、甘草各9g。水煎服。

76. 天 雄　天雄散寒，为去湿助阳精之药

【原文解析】 天雄为草本植物乌头的块根，较

大而不生子根者。味辛、苦，性大热，有毒，归心、肾、脾经。善散寒湿，助肾阳。

【功效】散寒燥湿，补火助阳。

【主治】寒湿痹痛，历节风痛，四肢拘挛；肾阳不足的腰膝酸软、畏寒肢冷、阳痿尿频、精液清冷。

【用法】【宜忌】见75条乌头。

【文献】《本草述》："天雄，亦能补阳，但力大减于附子耳。且难与乌头同论，以其不兼散风也。"《本经逢原》："天雄禀纯阳之性，补命门、三焦，壮阳精，强肾气，过于附子。故《本经》用以治大风寒，开湿痹，历节，拘挛诸病。阳气衰者，作人参用之。"

【附方】三建汤：治元阳素虚，寒邪外攻。乌头、附子、天雄各等分，为粗末。每剂12g，加姜15片，水煎服。

77. 川椒 观夫川椒达下

【原文解析】川椒是花椒的一种，为灌木或小乔木植物花椒的干燥成熟果皮，主产于四川。味辛，性热，有小毒，归脾、胃、肾经。可达下焦补命门火，止泻痢。

【功效】温中，止痛，杀虫。

【主治】脾胃虚寒的脘腹冷痛、呕吐、泄泻；下焦寒湿泄泻；蛔虫引起的腹痛、呕吐、吐蛔；命门火衰的溲数、足弱、久痢。

【用法】2～5g。外用适量。

【宜忌】阴虚火旺者忌用。

【文献】《本草纲目》："椒，纯阳之物，其味辛而麻，其气温以热。入肺散寒治咳嗽；入脾除湿，治风寒湿痹，水肿泻痢；入右肾补火，治阳衰溲数，足弱，久痢诸证。"

【附方】单方：治脾胃虚寒，脘腹冷痛。川椒炒热布包，温熨痛处。

78. 干姜　干姜暖中

【原文解析】干姜为草本植物姜的干燥根茎。味辛，性热，归脾、胃、心、肺经。善温中散寒。

【功效】温中，回阳，温肺化饮。

【主治】脘腹冷痛、呕吐泄泻；亡阳证的四肢厥逆、腹痛下利；寒饮伏肺的咳嗽气喘、形寒背冷、痰多清稀。

【用法】3～10g。

【宜忌】孕妇慎用。

【文献】《本草求真》："干姜大热无毒,守而不走,凡胃中虚冷,元阳欲绝,合以附子同投,则能回阳立效,故书有附子无姜不热之句。"

【附方】理中汤:治脾胃虚寒,脘腹冷痛,呕吐泄泻。人参、干姜、白术、炙甘草各9g。水煎服。

79. 胡芦巴　胡芦巴治虚冷之疝气

【原文解析】胡芦巴为草本植物胡芦巴的成熟种子。味苦,性温,归肝、肾经。善治虚寒疝气。

【功效】温肾阳,逐寒湿。

【主治】肾阳不足的腰膝冷痛、腹胁胀满;寒疝,少腹连睾丸作痛;寒湿脚气,腿膝冷痛无力。

【用法】3～10g,入煎剂或丸散。

【宜忌】阴虚火旺或有湿热者忌服。

【文献】《本草纲目》："治冷气疝瘕,寒湿脚气,益右肾,暖丹田。""胡芦巴,右肾命门药也,元阳不足,冷气潜伏,不能归元者宜之。"

【附方】胡芦巴酒:治疝气,下腹冷痛。胡芦巴、小茴香各1份,烧酒6份。每服9g。

80. 卷　柏　生卷柏破癥瘕而血通

【原文解析】 卷柏为草本植物卷柏的全草。味辛，性平，归肝、心经。生用可活血化瘀。

【功效】 活血祛瘀，止血。

【主治】 妇女瘀血阻滞的血闭成瘕，寒热往来，子嗣不育；跌打损伤，瘀血作痛；便血。

【用法】 5～10g。活血祛瘀生用，止血炙用。

【文献】《本草备要》：“生用辛平，破血通经，治癥瘕淋结；炙用辛温，止血，治肠风脱肛。”

【附方】《本草汇言》方：治妇人血闭成瘕，寒热往来，子嗣不育者。卷柏120g，当归、白术、牡丹皮各60g，白芍30g，川芎15g。分作7剂，水煎服。

81. 白　术　白术消痰壅、温胃，兼止吐泻

【原文解析】 白术为草本植物白术的根茎。味苦、甘，性温，归脾、胃经。善燥湿痰，温胃健脾，止吐泻。

【功效】 补气健脾，燥湿利水，止汗安胎。

【主治】 脾气不足的倦怠乏力，食少便溏；脾

虚不运的痰湿停留；气虚肌表不固的自汗；脾虚气弱的胎动不安。

【用法】 5~15g。燥湿利水生用，补气健脾炒用，止泻炒焦用。

【宜忌】 本品温燥，阴虚内热、燥渴便秘者，均不宜服。

【文献】 《本经逢原》："白术，生用有除湿益燥、消痰利水、治风寒湿痹、死肌痉疸、散腰脐间血及冲脉为病、逆气里急之功；制熟则有和中补气、生津止渴、止汗除热、进饮食、安胎之效。"

【附方】 枳术丸：治脾虚气滞，胸脘痞满。枳实 30g，白术 60g。共为末，糊丸，每服 9g。

82. 石菖蒲　<u>菖蒲</u>开心气、散冷，更治耳聋

【原文解析】石菖蒲为草本植物石菖蒲的根茎。味辛，性温，归心、胃经。善开心窍、开耳窍，散痰湿。

【功效】 开窍宁神，化湿和胃。

【主治】 湿浊蒙闭心窍的神志昏乱、癫狂、痴呆、健忘；湿浊蒙闭耳窍的耳鸣、耳聋；湿滞气塞的胸腹胀闷、不思饮食。外用于风湿痹痛，跌打损

伤，痈、疽、癣、疥。

　　【用法】5～8g，鲜品加倍，外用适量。

　　【宜忌】阴亏血虚、精滑多汗者均不宜服。

　　【文献】《本草从新》：“辛苦而温，芳香而散，开心孔，利九窍，明耳目，发声音，去湿除风，逐痰消积，开胃宽中，疗噤口毒痢。”

　　【附方】菖蒲羹：治耳鸣、耳聋如风水声。菖蒲60g，先煎去滓，入猪肾1对，葱白3根，米300g及五味作羹，空腹食。

83. 丁香　丁香快脾胃而止吐逆

　　【原文解析】丁香为乔木植物丁香的花蕾。味辛，味温，归脾、胃、肾经。可暖脾胃，降呕逆。

　　【功效】温中降逆，温肾助阳。

　　【主治】胃寒呕吐、呃逆；脾胃虚寒的腹痛、腹泻、少食；肾阳不足的阳痿、脚弱。

　　【用法】2～5g。

　　【宜忌】畏郁金。

　　【文献】《药性论》：“治冷气腹痛。”《蜀本草》：“疗呕逆甚验。”《日华子本草》：“治口气，反胃；疗肾气，奔豚气，阴痛；壮阳，暖腰膝。”

【附方】丁香柿蒂汤：治胃中虚寒呃逆。丁香、柿蒂、生姜各 6g，人参 3g。水煎服。

84. 高良姜 *良姜止心气痛之攻冲*

【原文解析】高良姜为草本植物高良姜的根茎。味辛，性热，归脾、胃经。善治寒凝气滞的脘腹冷痛。古代心痛有时指胃痛。

【功效】温中止痛。

【主治】脾胃有寒的脘腹冷痛、呕吐泄泻、饮食不化。

【用法】3 ~ 10g。

【宜忌】热证胃痛、呕吐忌用。

【文献】《本草汇言》："高良姜，祛寒湿、温脾胃之药也。若老人脾肾虚寒，泄泻自利，妇人心胃暴痛，因气怒，因寒痰者，此药辛热纯阳，除一切纯寒痼冷，功与桂附同等。"

【附方】良附丸：治胃脘寒痛。高良姜、香附各等分。研末，米汤和丸，每服 6g。

85. 肉苁蓉 *肉苁蓉填精益肾*

【原文解析】肉苁蓉为寄生草本植物肉苁蓉的

带鳞叶的肉质茎。味甘、咸，性温，归肾、大肠经。善填精益肾。

【功效】补肾助阳，润肠通便。

【主治】肾虚精亏、肾阳不足的阳痿、不孕、腰膝冷痛、筋骨无力；肠燥津枯的大便秘结。

【用法】10 ~ 20g。

【宜忌】本品补阳不燥，药力和缓，用量宜大。因能助阳，滑肠，故阴虚火旺及大便泄泻者忌服。实热便秘者亦不宜用。

【文献】《本草汇言》："养命门，滋肾气，补精血之药也。男子丹元虚冷而阳道久沉，妇女冲任失调而阴气不治，此乃平补之剂，温而不热，补而不峻，暖而不燥，滑而不泄，故有从容之名。"

【附方】《圣济总录》方：治肾虚白浊。肉苁蓉、鹿茸、山药、白茯苓各等分，为末，米糊丸如梧桐子大，每服 30 丸，枣汤下。

86. 硫黄 <u>石硫黄</u>暖胃驱虫

【原文解析】硫黄为天然硫矿的提炼加工品。味酸，性温，有毒，归肾、大肠经。内服壮阳，外用杀虫。

【功效】外用杀虫止痒，内服壮阳通便。

【主治】疥癣、湿疹、皮肤瘙痒；肾火虚衰，下元虚冷的寒喘、阳痿、小便频数、腰膝冷痛；虚冷便秘。

【用法】1～3g，入丸散。外用适量，研末撒，或油调涂，或烧烟熏。

【宜忌】阴虚火旺及孕妇忌服。

【文献】《神农本草经》："主妇人阴蚀，疽痔，恶血，坚筋骨，除头秃。"《本草图经》："秉纯阳之精，益命门之火，热而不燥，能润肠结，亦救危补剂……但中病则便已，不可尽剂。"

【附方】半硫丸：治老年人阳虚便秘。半夏、硫黄各等分，研细末，姜汁糊丸，每服6g。

87. 胡 椒 <u>胡椒主去痰而除冷</u>

【原文解析】胡椒为藤本植物胡椒的干燥果实。味辛，性热，归胃、大肠经。善散寒消痰。

【功效】温中止痛，下气消痰。

【主治】肠胃有寒的脘腹疼痛、呕吐泄泻；痰气郁滞的蒙闭清窍、癫痫痰多。

【用法】2～4g；研粉吞服每次0.5～1g。外用适量。

【文献】《本草纲目》："胡椒大辛热，纯阳之物，肠胃寒湿者宜之。热病人食之，动火伤气，阴受其害。"

【附方】单方：治受寒腹泻。胡椒粉适量，置膏药中贴脐部。

88. 秦 椒　　秦椒主攻痛而去风

【原文解析】秦椒是花椒的一种，为灌木或小乔木植物花椒的干燥成熟果皮，主产于泰山和秦岭。味辛，性热，有小毒，归脾、胃、肾经。可祛风散寒止痛。其余同川椒，具体详见77条川椒。

89. 吴茱萸　　吴茱萸疗心腹之冷气

【原文解析】吴茱萸为灌木或小乔木植物吴茱萸的近成熟果实。味辛、苦，性热，有小毒，归肝、脾、胃经。善治脘腹冷痛。

【功效】散寒止痛，疏肝下气，燥湿。

【主治】脘腹冷痛，寒疝冷痛；中焦虚寒、肝气上逆的头痛、吐涎沫；脾肾虚寒的久泻、五更泄；

寒湿脚气疼痛，脚气入腹、困闷欲死；肝逆犯胃的呕吐吞酸；外用研末醋调敷足心，可引火下行，治疗口舌生疮。

【用法】1.5～5g。外用适量。

【宜忌】本品辛热燥烈，易损气动火，不宜多用久服，阴虚有热者忌用。

【文献】《本草纲目》："吴萸，辛热能散能温，苦热能燥能坚，其所治之证，皆取其散寒温中燥湿解郁之功而已。"

【附方】吴茱萸汤：治胃中寒痛、手足逆冷。吴茱萸 3g，人参 6g，生姜 18g，大枣 4 枚。水煎服。

90. 灵 砂　<u>灵砂定心脏之怔忡</u>

【原文解析】灵砂是用汞和硫黄制成的人工制剂，主含硫化汞。味甘，性温，归心经。善治心悸怔忡。

【功效】安神，定惊，降气。

【主治】心肾不交的心神不安、心悸怔忡、惊悸不眠；冷气乘心作痛，脾胃翻痛。

【用法】0.3～1g，研末冲服或入丸散。外用适量。

【宜忌】本品不可过量或持续服用，以防汞中毒。

【文献】《本草求真》："盖水银性秉最阴，硫黄性秉纯阳，同此煎熬，合为一气，则火与水交，而无亢越飞腾之弊矣。故凡阳邪上浮，上下不交而致虚烦狂躁、寤寐不安、精神恍惚者，用此坠阳交阴，则精神镇慑，而诸病悉去。"

【附方】《仁斋直指小儿附遗方论》方：治冷气乘心作痛。灵砂 0.9g，五灵脂 0.6g。研极细，稀粥糊丸，空腹服，以石菖蒲、生姜汤下。

91. 荜澄茄   盖夫散肾冷、助脾胃，须荜澄茄

【原文解析】荜澄茄为小乔木或灌木植物山鸡椒的果实。味辛，性温，归脾、胃、肾、膀胱经。善温脾胃，散下焦寒滞。

【功效】温中止痛。

【主治】胃中有寒的胀满疼痛、呕吐呃逆、不思饮食；寒疝疼痛；寒证的小便不利；小儿寒湿郁滞的小便混浊。

【用法】2 ~ 5g。

【文献】《海药本草》："主心腹卒痛，霍乱吐泻，痰癖冷气。"《本草述钩元》："荜澄茄，疗肾气膀胱冷，少类于蜀椒；治阴逆下气塞，少类于吴

黄。以温为补，泡属外伤于寒及内虚为寒之对药。"

【附方】荜澄茄丸：治中焦痞塞，气逆上攻，心腹疼痛。荜澄茄15g，高良姜60g，神曲、青皮、官桂各30g，阿魏15g。共为末，醋、面糊丸，如梧桐子大，每服20丸，生姜汤下。

92. 莪 术　疗心痛、破积聚，用蓬莪术

【原文解析】莪术又称蓬莪术，为草本植物莪术的根茎。味辛、苦，性温，归肝、脾经。善破血行气，疗心腹瘀痛。

【功效】破血祛瘀，行气止痛。

【主治】气滞血瘀的经闭腹痛，癥瘕积聚；饮食不节的食积气滞，脘腹胀满疼痛。

【用法】3～10g。醋炒能加强止痛之功。

【宜忌】月经过多及孕妇忌用。

【文献】《日华子本草》："得酒醋良。治一切气，开胃消食，通月经，消瘀血，止扑损痛，下血及内损恶血等。"

【附方】蓬莪术散：治久积癖气不散。蓬莪术、肉桂、枳壳、三棱、大黄、当归、槟榔、木香各10g，柴胡15g，干姜、芍药各6g，鳖甲25g。

水煎服。

93. 砂 仁　缩砂止吐泻、安胎、化酒食之剂

【原文解析】砂仁是草本植物阳春砂、海南砂或缩砂的干燥成熟果实，缩砂仁是其中一种。味辛，性温，归脾、胃经。可止吐泻，安胎，消食积。

【功效】化湿，行气，温中，安胎。

【主治】脾胃气滞、湿阻中焦的脘腹胀痛、不思饮食、呕吐泄泻；寒湿泄泻；妊娠恶阻，胎动不安。

【用法】3～6g。入汤剂宜后下。

【宜忌】阴虚火旺者慎用。

【文献】《药品化义》："若呕吐恶心，寒湿冷泻，腹中虚痛，以此温中调气；若脾虚饱闷，宿食不消，酒毒伤胃，以此散滞化气；若胎气腹痛，恶阻食少，胎胀不安，以此运行和气。"

【附方】单方：治脾寒泄泻。砂仁3g，研末，吞服。

94. 附 子　附子疗虚寒、反胃，壮元阳之力

【原文解析】附子为草本植物乌头的子根的加

工品。味辛，性热，有毒，归心、肾、脾经。善壮阳散寒，治虚寒反胃。

【功效】回阳救逆，补火助阳，散寒止痛。

【主治】亡阳证的四肢厥逆、冷汗自出；肾阳不足的畏寒肢冷、阳痿尿频；脾阳不振的脘腹冷痛、反胃溏泻；脾肾阳虚的小便不利、肢体浮肿；心阳衰弱的心悸气短、胸痹心痛；寒湿痹痛。

【用法】3～15g。入汤剂先煎30～60分钟以减弱其毒性。

【宜忌】孕妇忌用。反半夏、瓜蒌、白蔹、白及、贝母。畏犀角。

【文献】《本草正义》："通行十二经纯阳之要药，外则达皮毛而除表寒，里则达下元而温痼冷，彻内彻外，凡三焦经络、诸脏诸腑，果有真寒，无不可治。"

【附方】四逆汤：治四肢厥冷，腹痛下利。附子10g，干姜6g，炙甘草6g。水煎服。

95. 白豆蔻　白豆蔻治冷泻，疗痛止痛于乳香

【原文解析】白豆蔻为草本植物白豆蔻的干燥成熟果实。味辛，性温，归肺、脾、胃经。善治冷泻。

【功效】化湿，行气、温中，止呕。

【主治】湿阻中焦、脾胃气滞的脘腹胀满、不思饮食；湿温初起的胸闷不饥；胃寒呕吐泄泻；肺寒引起的目生障翳。

【用法】3～6g。入汤剂宜后下。

【宜忌】气虚作呕、热证腹痛者不宜用。

【文献】《开宝本草》："主积冷气，止吐逆反胃，消谷下气。"《本草通玄》："白豆蔻，其功全在芳香之气，一经火炒，便减功力；即入汤液，但当研细，乘沸点服尤妙。"

【附方】白豆蔻散：治胃寒作吐、作痛。白豆蔻仁9g，为末，酒送下。

96. 乳香　白豆蔻治冷泻，疗痛止痛于乳香

【原文解析】乳香为灌木或小乔木植物卡氏乳香树及其同属植物皮部渗出的树脂。味辛、苦，性温，归心、肝、脾经。善活血止痛，治疗痈肿。

【功效】活血止痛，消肿生肌。

【主治】血滞瘀阻的风湿痹痛、跌打伤痛、痛经、闭经、胃脘疼痛、痈疽肿痛、肠痈；疮疡溃破久不收口。

【用法】3 ~ 10g。外用适量。

【宜忌】本品味苦，胃弱者慎用。无瘀滞者及孕妇不宜用。

【文献】《本草纲目》："消痈疽诸毒，托里护心，活血定痛，伸筋，治妇人产难，折伤。"

【附方】乳香定痛散：治疮疡疼痛不可忍。乳香、没药各6g，寒水石、滑石各12g，冰片0.3g。为细末，搽患处。

97. 红豆蔻　红豆蔻止吐酸，消血杀虫于干漆

【原文解析】红豆蔻为草本植物大高良姜的成熟果实。味辛，性温，归脾、胃经。善治胃寒呕酸。

【功效】温中散寒，燥湿健脾。

【主治】寒湿伤中的脘腹冷痛、呕吐、泄泻；噎膈反胃；消化不良，食滞腹胀；牙痛。

【用法】3 ~ 5g，煎服或入丸散。

【宜忌】本品性燥，多服动火伤阴，脾胃有热及阴虚内热者忌服。

【文献】《玉楸药解》："红豆蔻，调理脾胃，温燥湿寒，开通瘀塞，宣导瘀浊，亦与草豆蔻无异。惟力量稍健，内瘀极重者宜之。"

【附方】红豆蔻丸：治腹痛体冷，呕沫，不欲食。红豆蔻、荜茇、桂心、白术、当归、人参、干姜各15g，陈皮、川椒、白豆蔻各1.5g，附子30g。为丸，每服9g。

98. 干漆　红豆蔻止吐酸，消血杀虫于干漆

【原文解析】干漆为乔木植物漆树的树脂干燥品。味辛、苦，性温，有小毒，归肝、胃经。善破血、杀虫。

【功效】破血祛瘀，通经，杀虫。

【主治】瘀血阻滞的经闭、癥瘕；虫积腹痛。

【用法】入丸散剂，每次0.06～0.1g。不宜入煎剂。

【宜忌】本品破血通经之力较强，故孕妇及无瘀滞者忌用；又能伤营血，损胃气，故虫证体虚者亦不宜用。畏蟹。

【文献】《本草纲目》："漆性毒而杀虫，降而行血，所主诸症虽繁，其功只在二者而已。"

【附方】干漆散：治胞衣不出，及恶血不行。干漆、当归各30g。共为细末，每服6g，用荆芥酒调服，以下为度。

99. 鹿茸　岂不知鹿茸生精血，腰脊崩漏之均补

【原文解析】　鹿茸为梅花鹿或马鹿等雄鹿头上尚未骨化而带毛的鹿角。味甘、咸，性温，归肝、肾经。善益精血，强筋骨，止崩漏。

【功效】　补肾阳，益精血，强筋骨。

【主治】　肾阳不足、精血亏虚的畏寒肢冷、阳痿早泄、宫冷不孕、小便频数、腰膝酸痛、头晕耳聋、精神疲乏；小儿发育迟缓；妇女冲任虚寒、带脉不固的崩漏不止、带下过多；疮疡久溃不敛，阴疽内陷不起。

【用法】　1～3g，研细末，每日分三次服。或入丸散。

【宜忌】　服用本品宜从小量开始，缓缓增加，不宜骤用大量，以免阳升风动，头晕目赤，或伤阴动血。凡阴虚阳亢、血分有热、胃火盛或肺有痰热，以及外感热病者均忌服。

【文献】　《神农本草经》："主漏下恶血，寒热惊痫，益气强志，生齿不老。"《本草纲目》："生精补髓，养血益阳，强筋健骨，治一切虚损、耳聋、目暗、眩晕、虚痢。"

【附方】　茸附汤：治精血俱虚之证。鹿茸、附子

各 30g。共为细末，分作 4 剂，水煎服。

100. 虎 骨　虎骨壮筋骨，寒湿毒风之并祛

【原文解析】虎骨为虎的干燥骨骼。味辛，性温，归肝、肾经。善祛风湿，壮筋骨。

【功效】祛风定痛，强筋健骨。

【主治】风湿证的脚膝痿软，四肢拘挛，关节不利；肝肾不足的筋骨痿弱、下肢无力；惊悸健忘，失眠多梦。

【用法】3～6g，入丸剂或浸酒服。

【文献】《玉楸药解》："疗关节气冷，治膝胫肿痛。逐痹通关，强筋健骨，平历节肿痛，愈腰膝痿软。"

【附方】虎潜丸：治肝肾不足，腰膝酸软。黄柏 150g，龟甲 120g，知母、熟地、陈皮、白芍各60g，锁阳 45g，虎骨 30g，干姜 15g。为细末，蜜丸，每服 9g。

101. 檀 香　檀香定霍乱，而心气之痛愈

【原文解析】檀香为小乔木植物檀香的干燥木

质心材。味辛，性温，归脾、胃、肺经。善治心腹气痛，上吐下泻。

【功效】理气调中，散寒止痛。

【主治】寒凝气滞的胸腹疼痛；胃寒作痛、上吐下泻。

【用法】1 ~ 3g，煎服或入丸散。

【宜忌】阴虚火旺，气热吐衄者慎用。

【文献】《日华子本草》："止心腹痛。"《本草备要》："调脾肺，利胸膈，为理气要药。"

【附方】丹参饮：治心腹诸痛。丹参30g，檀香、砂仁各5g。水煎服。

102. 鹿角　鹿角秘精髓，而腰脊之痛除

【原文解析】鹿角为梅花鹿和各种雄鹿已骨化的角。味咸，性温，归肝、肾经。善治阳痿遗精、腰脊冷痛。

【功效】补肾助阳，活血散瘀。

【主治】肾阳不足、精血亏虚的畏寒肢冷、阳痿早泄、宫冷不孕、小便频数、腰膝酸痛、头晕耳聋、精神疲乏；瘀血作痛、疮疡肿毒、乳痈、腰脊筋骨疼痛。

【用法】5～10g，煎服或研末服。外用磨汁涂或研末敷。

【宜忌】阴虚火旺者忌服。

【文献】《本草纲目》："生用则散热行血，消肿辟邪；熟用则益肾补虚，强精活血。"

【附方】鹿角丸：治骨虚极，腰脊痛，气衰、发落齿槁。鹿角60g，川牛膝45g。共为细末，炼蜜为丸，如梧桐子大，每服70丸，空腹盐汤送下。

103. 米 醋 消肿益血于米醋

【原文解析】米醋即日常用醋。味酸、苦，性温，归肝、胃经。善消瘀散肿，治产妇血晕。

【功效】止血散瘀，下气消食，解毒杀虫。

【主治】产后或外伤出血的血晕；吐血，衄血，大便下血；癥瘕积聚，疝气疼痛；蛔虫腹痛；痈疽肿毒。

【用法】适量使用，冲服或外用、熏蒸。

【宜忌】脾胃湿盛者不宜用。

【文献】《日华子本草》："下气除烦，治妇人心痛血气，并产后及伤损金疮出血昏晕，杀一切鱼肉菜毒。"

【附方】古方：治妇人产后血晕。用醋在室内熏蒸，则病人神气自清。

104. 紫 苏　下气散寒于紫苏

【原文解析】紫苏为草本植物皱紫苏的叶。味辛，性温，归肺、脾、胃经。善发散风寒，理气宽中。

【功效】发表散寒，行气宽中，解鱼蟹毒。

【主治】外感风寒的发热恶寒、头痛鼻塞、咳嗽；脾胃气滞的胸闷、呕吐；进食鱼蟹中毒的腹痛、吐泻；妊娠呕吐、腹胁胀痛。

【用法】3～10g，不宜久煎。苏叶善于发表散寒，苏梗善于行气宽中、安胎。

【宜忌】本品辛散耗气，气虚及表虚者不宜用。

【文献】《本草纲目》："解肌发表，散风寒。行气宽中，消痰利肺。和血温中，止痛，定喘，安胎。"

【附方】香苏散：治外感风寒，内有气滞。香附、苏叶各120g，陈皮60g，甘草30g。共为粗末，每服9g，水煎服。

105. 扁 豆　扁豆助脾，则酒有行药破血之用

【原文解析】扁豆为缠绕草本植物扁豆的种子。

味甘，性微温，归脾、胃经。善健脾。

【功效】健脾，化湿，消暑。

【主治】脾虚有湿的倦怠乏力、食少便溏；妇女脾虚湿浊下注、白带过多。夏季外感暑湿的脘腹痞闷、呕吐泄泻、小腿转筋。

【用法】10～20g。健脾止泻宜炒用，消暑宜生用。

【文献】《食疗本草》："疗霍乱吐泻不止，末和醋服之。"《本草图经》："主女子带下。"《本草纲目》："止泄泻，消暑，暖脾胃，除湿热，止消渴。"

【附方】单方：治霍乱吐泻不止。扁豆15g，为末，醋调服。

106. 酒　扁豆助脾，则酒有行药破血之用

【原文解析】酒即日常用酒。味苦、甘、辛，性热，归十二经。善通利血脉，行药势。

【功效】通利血脉，行药势。

【主治】风湿痹痛，筋脉挛急；胸痹，心痛，脘腹冷痛。

【用法】适量使用。温饮，和药同煎或浸药服用。

【文献】《名医别录》："主行药势，杀百邪

恶毒气。"《本草拾遗》："通血脉，厚肠胃，润皮肤，散湿气。"《医林纂要》："散水，和血，行气，助肾兴阳，发汗。"

【附方】瓜蒌薤白白酒汤：治胸痹。瓜蒌、薤白各12g，白酒适量，同煮，分2次服。

107. 麝香　麝香开窍，则茇为通中发汗之需

【原文解析】麝香为动物林麝、马麝或原麝等成熟雄体香囊中的干燥分泌物。味辛，性温，归心、脾经。善开窍。

【功效】开窍醒神，活血散结，止痛，催产。

【主治】神昏惊厥、中风痰厥、惊痫等闭证；血滞瘀阻的疮疡肿毒、癥瘕、经闭；心腹暴痛、跌打损伤、痹证诸痛；胎死腹中，胎衣不下。

【用法】0.06 ~ 0.1g，入丸散剂。外用适量。

【宜忌】孕妇忌用。

【文献】《本草纲目》："麝香走窜，能通诸窍之不利，开经络之壅遏。"

【附方】安宫牛黄丸：治热陷心包，神昏谵语。牛黄、郁金、犀角、黄连、黄芩、山栀、朱砂、雄黄各30g，麝香、冰片各7.5g，珍珠15g。研极细末，

炼蜜为丸，金箔为衣，每服 3g。

108. 葱 白　麝香开窍，则葱为通中发汗之需

【原文解析】葱白为草本植物葱近根部的鳞茎。味辛，性温，归肺、胃经。善发汗散寒，温通阳气。

【功效】发汗解表，散寒通阳，解毒散结。

【主治】风寒表证的恶寒、无汗、头痛；寒凝气阻的腹部冷痛、小便不通；阴寒内盛的四肢厥冷、腹泻、脉微；外用于疮痈疔毒。

【用法】3～10g。外用适量。

【宜忌】不宜与蜂蜜共同内服。

【文献】《本草从新》："发汗解肌，通上下阳气。"

【附方】葱豉汤：治外感风寒轻证。葱白5根，淡豆豉 10g。水煎服。

109. 五灵脂　尝观五灵脂治崩漏，理血气之刺痛

【原文解析】五灵脂为复齿鼯鼠或其他近缘动物的粪便。味苦、甘，性温，归肝经。善止崩漏，理气血。

【**功效**】 活血止痛，化瘀止血。

【**主治**】 瘀血阻滞的痛经，经闭，产后瘀阻腹痛，胸痛，脘腹疼痛；出血而内有瘀滞的妇女崩漏、月经过多；外用于蛇虫咬伤。

【**用法**】 3～10g，包煎，或入丸、散用。外用适量。

【**宜忌**】 人参畏五灵脂。

【**文献**】《本草衍义补遗》："凡血崩过多者，半炒半生，酒服，能行血止血，治血气刺痛等症。"

【**附方**】 失笑散：治瘀血内阻，心腹剧痛。五灵脂、蒲黄各等分。共为细末，每服 6g，黄酒或醋冲服。

110. 血 竭 麒麟竭止血出，疗金疮之伤折

【**原文解析**】 血竭即麒麟竭，为藤本植物麒麟竭及其同属植物的果实和树干渗出的树脂。味甘、咸，性平，归心、肝经。善止血，疗跌打损伤。

【**功效**】 外用止血生肌敛疮，内服活血散瘀止痛。

【**主治**】 外伤出血，溃疡不敛；跌打损伤，瘀血肿痛，妇女经闭痛经，产后瘀阻腹痛。

【用法】外用适量，研末敷。内服每次 1 ～ 1.5g，入丸散。

【宜忌】无瘀血者不宜服。

【文献】《海药本草》："伤折打损，一切疼痛，血气搅刺，内伤血聚。"《本草纲目》："乳香、没药虽主血病，而兼入气分，此则专入血分。"

【附方】血竭散：治皮骨破折。血竭 120g，大黄 36g，自然铜 6g。为末，姜汁调涂。

111. 麋 茸　麋茸壮阳以助肾

【原文解析】麋茸为麋鹿头上尚未骨化而带毛的角。味甘、咸，性温，归肝、肾经。功能壮阳，补精，强筋，益血。主治用法宜忌与鹿茸大致相同，详参 99 条鹿茸。

【文献】《本草求真》："麋、鹿虽分有二，然总不外填补精髓，坚强筋骨，长养气血而为补肝滋肾之要药也。"

112. 当 归　当归补虚而养血

【原文解析】当归为草本植物当归的根。味甘、辛，性温，归肝、心、脾经。善补血活血。

【功效】补血，活血，止痛，润肠。

【主治】血虚亏损的面色萎黄、眩晕、心悸、失眠；月经不调，经闭痛经；瘀血作痛，跌打损伤，痹痛麻木；痈疽疮疡；血虚肠燥便秘。

【用法】5 ~ 15g。补血用当归身，破血用当归尾，和血用全当归。酒制可加强活血功效。

【宜忌】湿盛中满、大便泄泻者忌服。

【文献】《本草纲目》："治头痛、心腹诸痛，润肠胃、筋骨、皮肤，治痈疽，排脓止痛，和血补血。"

【附方】当归补血汤：治劳倦内伤，气虚血弱。黄芪 30g，当归 6g。水煎服。

113. 乌贼骨　<u>乌贼骨</u>止带下，且除崩漏目翳

【原文解析】乌贼骨为曼式无针乌贼或金乌贼的内贝壳。味咸、涩，性微温，归肝、肾经。善收敛止带止血，除目翳。

【功效】收敛止血，固精止带，制酸止痛，收湿敛疮，除目翳。

【主治】崩漏下血、肺胃出血；男子遗精，妇女带下；胃痛吐酸；外用于创伤出血、湿疮湿疹，

目生翳障。

【用法】6 ~ 12g；研末吞服每次 1.5 ~ 3g。外用适量，研末撒或调敷。

【宜忌】本品性微温，能伤阴助热，故阴虚多热者不宜服。

【文献】《神农本草经》："主女子赤白漏下经汁。"《名医别录》："止疮多脓汁不燥。"

【附方】《食疗本草》方：治目中一切浮翳。乌贼骨，研极细，和蜜点之。

114. 鹿角胶 鹿角胶住血崩，能补虚羸劳绝

【原文解析】鹿角胶为鹿角经煎熬浓缩而成的胶状物。味甘、咸，性温，归肝、肾经。善止阳虚出血，培补精血。

【功效】补肾阳，益精血，止血。

【主治】肾阳不足、精血亏虚，虚劳羸瘦；阳气虚乏的吐血、衄血、尿血、崩漏；疮疡久溃不敛，阴疽内陷不起。

【用法】5 ~ 10g，用开水或黄酒加温烊化服，或入丸散膏剂。

【宜忌】阴虚火旺者忌服。

【文献】《本经逢原》："鹿角，生用则散热行血，消肿辟邪；熬胶则益阳补肾，强精活血，总不出通经脉、补命门之用。但胶力稍缓，不能如茸之力峻耳。"

【附方】龟鹿二仙胶：治肾气衰弱，精血不足。鹿角500g，龟甲250g，枸杞子150g，人参50g。缓火熬炼成胶，每晨服3g，清酒调化，淡盐汤送下。

115. 白花蛇　<u>白花蛇治瘫痪，除风痒之癣疹</u>

【原文解析】白花蛇为除去内脏的五步蛇干燥全体。味甘、咸，性温，有毒，归肝经。善祛风，可治因风而致的瘫痪、癣疹。

【功效】祛风，活络，定惊。

【主治】口眼歪斜，肢体麻木，中风后半身不遂；风湿痹痛，筋脉拘挛；急慢惊风或破伤风的抽搐痉挛，角弓反张，小儿口撮；麻风，顽癣，皮肤瘙痒。

【用法】3~10g。研末服1~1.5g。

【宜忌】血虚生风者忌用。

【文献】《本草纲目》："白花蛇能透骨搜风，截惊定搐，为风痹、惊搐、癫癣恶疮要药。取其内走脏腑，外彻皮肤，无处不到也。"

【附方】驱风膏：治风瘫疠风，遍身疥癣。白花蛇肉 120g，天麻 210g，薄荷、荆芥各 8g。为末，加好酒 2000ml，蜜 120g，熬成膏，每服 6g。

116. 乌梢蛇　乌梢蛇疗不仁，去疮疡之风热

【原文解析】乌梢蛇为除去内脏的乌梢蛇干燥全体。味甘，性平，归肝经。可治疗风湿麻木不仁，风热疮疡。

【功效】祛风，活络，定惊。

【主治】风湿痹痛，筋脉拘挛；肢体麻木、口眼歪斜；麻风、疥癣、皮肤瘙痒；小儿急慢惊风、破伤风。

【用法】5 ~ 15g。研末吞服每次 2 ~ 3g。

【文献】《本草纲目》："功与白花蛇同，而性善无毒。"

【附方】三味乌蛇散：治一切干湿癣。乌梢蛇 30g，干荷叶 15g，枳壳 1g。共为细末，每服 3g，蜜酒调下。

117. 乌 药　乌药有治冷气之理

【原文解析】乌药为灌木或小乔木植物乌药的

根。味辛，性温，归肺、脾、肾、膀胱经。善治寒气。

【功效】 行气止痛，温肾散寒。

【主治】 寒郁气滞的胸闷、胁痛、脘腹胀痛、寒疝腹痛、痛经；肾阳不足、膀胱虚寒的小便频数、遗尿。

【用法】 3 ~ 10g。

【宜忌】 气血不足者慎用。

【文献】 《本草衍义》："乌药，和来气少，走泄多，但不甚刚猛，与沉香同磨作汤，治胸腹冷气甚稳当。"《本草纲目》："乌药，辛温香窜，能散诸气。"

【附方】暖肝煎：治肝肾阴寒，小腹疼痛、疝气。乌药、当归、小茴香、茯苓各 6g，枸杞子 9g，肉桂、沉香各 3g，生姜 3 片。水煎服。

118. 禹余粮 <u>禹余粮</u>乃疗崩漏之因

【原文解析】 禹余粮为粉末状的褐铁矿矿石，主含三氧化二铁。味甘、涩，性平，归胃、大肠经。善收敛止血，治崩漏。

【功效】 涩肠止泻，收敛止血。

【主治】 下焦不固、肠滑不禁的久泻久痢；崩漏下血，带下不止。

【用法】10 ~ 20g。

【宜忌】本品功专收涩，实证忌用。孕妇慎用。

【文献】《本草纲目》："禹余粮，手足阳明血分重剂也，其性涩，故主下焦前后诸病。"《本草求真》："禹余粮功与赤石脂相同，而禹余粮之质，重于石脂，石脂之温，过于余粮，不可不辨。"

【附方】赤石脂禹余粮汤：治泻痢不止。赤石脂、禹余粮各15g。水煎服。

119. 巴豆　巴豆利痰水，能破寒积

【原文解析】巴豆为乔木植物巴豆的成熟种子。味辛，性热，有大毒，归胃、大肠、肺经。善祛痰逐水，峻下寒积。

【功效】泻下冷积，逐水退肿，祛痰利咽。

【主治】寒邪食积的突然腹满胀痛、大便不通，甚则气急暴厥；小儿乳食停积，痰多惊悸；大腹水肿；喉痹的痰涎壅塞，呼吸急促，甚则窒息欲死；外用于痈肿脓成未溃，疥癣恶疮。

【用法】制霜用，0.1 ~ 0.3g，入丸散。外用适量。

【宜忌】服巴豆时，不宜食热粥、饮开水等热

物，以免加剧泻下。服巴豆后如泻下不止者，用黄连、黄柏煎汤冷服，或食冷粥以缓解。体弱者及孕妇忌用。畏牵牛。

【文献】《本草通玄》："巴豆禀阳刚雄猛之性，有斩关夺门之功，气血未衰，积邪坚固者，诚有神功，老羸衰弱之人，轻妄投之，祸不旋踵。巴豆、大黄，同为攻下之剂，但大黄性冷，腑病多热者宜之；巴豆性热，脏病多寒者宜之。故仲景治伤寒传里恶热者，多用大黄。东垣治五积属脏者，多用巴豆。"

【附方】三物备急丸：治心腹胀满，卒痛便秘。大黄、巴豆、干姜各30g。共研细末，蜜和为丸，每服0.6～1.5g。

120. 独活 独活疗诸风，不论久新

【原文解析】独活为草本植物重齿毛当归的根。味辛、苦，性温，归肝、肾、膀胱经。善祛风胜湿，无论外感初起、风湿久痹，均可应用。

【功效】祛风湿，止痛，解表。

【主治】风湿痹痛，颈项强滞，腰腿疼痛，两足湿痹；风寒表证，兼有湿邪；少阴头痛；皮肤湿痒。

【用法】3～10g。

【宜忌】 本品升散温燥，气血不足者不宜用。

【文献】 《本草正义》："颐业师朱氏家法，值以独活治下，风自腰及少腹以下，通用独活，不仅风寒湿气痿痹酸痛，可以立已，即痒证之发于阴分者，未溃易消，已溃易敛，功绩显然，确乎可信，此古人未尝明言之奥旨也。"

【附方】独活寄生汤：治风寒湿痹，腰膝疼痛。独活9g，桑寄生、杜仲、牛膝、细辛、秦艽、茯苓、桂心、防风、川芎、人参、甘草、当归、干地黄各6g。水煎服。

121. 山茱萸 <u>山茱萸</u>治头晕遗精之药

【原文解析】 山茱萸为小乔木植物山茱萸除去果核的果肉。味酸，性微温，归肝、肾经。善治肝肾亏虚的头晕、遗精。

【功效】 补益肝肾，收敛固涩。

【主治】 肝肾亏虚的头晕耳鸣、腰膝酸软、阳痿；遗精滑精、小便不禁、虚汗不止；妇女月经过多、崩漏。

【用法】 5～30g，入汤剂或丸散。

【宜忌】 本品温补收敛，命门火炽、素有湿热及小便不利者不宜用。

【文献】《汤液本草》："滑则气脱，涩剂所以收之。山茱萸止小便利，秘精气，取其味酸涩以收滑也。"

【附方】草还丹：补元气，固元精。山茱萸500g，补骨脂250g，当归120g，麝香3g。共为细末炼蜜丸，如梧桐子大。每服81丸，临卧酒盐汤下。

122. 白石英　白石英医咳嗽吐脓之人

【原文解析】白石英属矿物，主要为二氧化硅。味甘、辛，性温，归肺、肾、心经。善治肺寒咳嗽，肺痈吐脓。

【功效】温肺肾，安心神。

【主治】肺气虚寒的咳嗽气喘，肺痈吐脓；肾阳不足的阳痿、消渴；肾气虚乏、不能化水的水肿腹满、小便不利；心神不宁，惊悸健忘。

【用法】10～15g，煎汤服或入丸散。

【宜忌】阴虚火旺者忌服。

【文献】《本草纲目》："治痿痹肺痈枯燥之病，但系石类，只可暂用，不宜久服。"

【附方】白石英汤：治肺虚少气咳嗽。白石英 0.3g，五味子、茯苓、附子、人参各 1.5g，甘草 3g。水煎服。

123. 厚朴　厚朴温胃而去呕胀，消痰亦验

【原文解析】厚朴为乔木植物厚朴的干皮、枝皮及根皮。味苦、辛，性温，归脾、胃、肺、大肠经。善温胃燥湿、下气消痰。

【功效】行气，燥湿，消积，平喘。

【主治】湿阻、食积、气滞所致的脘腹胀满，呕吐酸水，积滞便秘；气喘咳嗽痰多。

【用法】3～10g。

【宜忌】体虚者及孕妇慎用。

【文献】《药性论》："主疗积年冷气，腹内雷鸣，虚吼，宿食不消，除痰饮，去结水……消化水谷，止痛。大温胃气，呕吐酸水，主心腹满。"

【附方】厚朴温中汤：治脾胃伤于寒湿，脘腹胀满。厚朴、陈皮30g，炙甘草、茯苓、草豆蔻、木香各 1.5g，干姜 2g，生姜 3 片。水煎服。

124. 肉 桂　肉桂行血而疗心痛，止汗如神

【原文解析】　肉桂为乔木植物肉桂的干皮或粗枝皮。味辛、甘，性热，归肾、脾、心、肝经。善温通经脉，可治心腹冷痛、阳虚自汗。

【功效】　补火助阳，散寒止痛，温通经脉。

【主治】　肾阳不足的畏寒肢冷、腰膝软弱、阳痿尿频、时时自汗；脾肾阳虚的心腹冷痛，四肢厥冷；寒湿痹痛，脘腹冷痛，寒凝血瘀的痛经；气虚血寒的阴疽，脓成不溃，溃久不敛。

【用法】　2 ~ 5g，入汤剂宜后下。研末冲服每次 1 ~ 2g。

【宜忌】　阴虚火旺，内有实热，血热妄行者及孕妇忌用。

【文献】　《本草汇言》："肉桂，治沉寒痼冷之药也。凡元虚不足而亡阳厥逆，或心腹腰痛而呕吐泄泻，或心肾久虚而痼冷怯寒，或奔豚寒疝而攻冲欲死，或胃寒蛔出而心膈满胀，或气血冷凝而经脉阻遏，假此味厚甘辛大热，下行走里之物，壮命门之阳，植心肾之气，宣导百药，无所畏避，使阳长则阴自消，而前诸证自退矣。"

【附方】　桂心散：治冷气攻心腹痛。桂心、高

良姜、人参、当归各 30g，草豆蔻 45g，厚朴 60g。
为散服，每服 9g。

125. 鲫 鱼　是则鲫鱼有温胃之功

【原文解析】 鲫鱼是鲫鱼的肉或全体。味甘，性温，归脾、胃、大肠经。善温胃。

【功效】 温胃，健脾，利湿。

【主治】 脾胃虚弱的倦怠乏力，食少便溏；脾虚湿滞的水肿、淋证、痢疾、便血；外用于痈肿溃疡。

【用法】 适量使用，煮食。外用适量，捣敷或煅存性研末调敷。

【文献】 《医林纂要》：“鲫鱼性和缓，能行水而不燥，能补脾而不濡，所以可贵耳。”《本经逢原》：“鲫鱼，有反厚朴之戒，以厚朴泄胃气，鲫鱼益胃气。凡煅，俱不可去鳞，以鳞有止血之功也。”

【附方】 鹘突羹：治脾胃气冷，不能下食，虚弱无力。鲫鱼 1 尾，细切作脍，入沸豉汤中，着胡椒、干姜、莳萝、橘皮各等分为末，空腹食之。

126. 代赭石　代赭乃镇肝之剂

【原文解析】代赭石为赤铁矿矿石，主含三氧化二铁。味苦，性寒，归肝、心经。善镇肝潜阳。

【功效】平肝潜阳，降逆下气，凉血止血。

【主治】肝阳上亢的头痛、眩晕；肺胃气逆的嗳气、呃逆、呕吐、气喘；血热妄行的吐血、衄血、崩漏；难产胎衣不下。

【用法】10～30g。打碎先煎。

【宜忌】孕妇慎用。

【文献】《医学衷中参西录》："能生血兼能凉血，其质重坠，又善镇逆气，降痰涎，止呕吐，通燥结，用之得当，能建奇效。""治吐衄之证，当以降胃为主；而降胃之药，实以赭石为最效。"

【附方】镇肝熄风汤：治肝阳上亢。牛膝、赭石各30g，龙骨、牡蛎、龟甲、杭芍、玄参、天冬各15g，川楝子、麦芽、茵陈各6g，甘草5g。水煎服。

127. 沉香　沉香下气补肾，定霍乱之心痛

【原文解析】沉香为乔木植物沉香或白木香含有黑色树脂的木材。味辛、苦，性温，归脾、胃、

肾经。善温降下气，可温肾纳气，行气止痛。

【功效】温肾纳气，行气止痛，降逆调中。

【主治】下元虚冷、肾不纳气的虚喘；上盛下虚的痰饮咳嗽；寒凝气滞的胸腹胀闷作痛；胃中有寒的呕吐、呃逆。

【用法】3 ~ 10g，研末冲服或磨汁服。

【宜忌】本品辛温助热，阴虚火旺者慎用。

【文献】《医林纂要》："坚肾，补命门，温中，燥湿，泻心，降逆气，凡一切不调之气，皆能调之。"

【附方】四磨汤：治上气喘急，心下痞满。人参、槟榔、沉香、乌药各9g。水煎服。

128. 橘 皮　橘皮开胃祛痰，导壅滞之逆气

【原文解析】橘皮为小乔木植物橘及其同属多种植物的成熟果实的果皮。味辛、苦，性温，归脾、肺经。善降气化痰，开胃调中。

【功效】理气，调中，燥湿，化痰。

【主治】脾胃气滞的脘腹胀满、嗳气、恶心呕吐；湿浊中阻的胸闷腹胀、纳呆倦怠、大便溏薄；肺失宣降的咳嗽痰多。

【用法】3 ~ 10g。和胃宜橘白，消痰宜橘红。

【宜忌】本品辛散苦燥，内有实热或阴虚燥咳者不宜用。

【文献】《本草纲目》："橘皮，苦能泻能燥，辛能散，温能和。其治百病，总是取其理气燥湿之功。同补药则补，同泻药则泻，同升药则升，同降药则降。脾乃元气之母，肺乃摄气之籥，故橘皮为二经气分之药，但随所配而补泻升降也。"

【附方】二陈汤：治湿痰咳嗽。陈皮、半夏各15g，茯苓9g，甘草3g。水煎服。

三、温性药物（129～182）

129. 木香　　木香理乎气滞

【原文解析】木香为草本植物木香的根。味辛、苦，性温，归脾、胃、大肠、胆经。善行气。

【功效】行气，调中，止痛。

【主治】脾胃气滞的食欲不振、食积不化、脘腹胀痛、肠鸣泄泻；下痢腹痛、里急后重；湿热郁蒸的黄疸口苦、胁肋胀痛。

【用法】3～10g。行气生用，止泻煨用。

【宜忌】本品辛温香燥，阴虚火旺者慎用。

【文献】《本草纲目》："木香乃三焦气分之药，能升降诸气。"

【附方】香连丸：治湿热痢疾，里急后重。木香130g，黄连（吴茱萸炒）60g。醋糊为丸，梧桐子大，每服20丸。

130. 半 夏 <u>半夏主于湿痰</u>

【原文解析】半夏为草本植物半夏的块茎。味辛，性温，有毒，归脾、胃、肺经。善燥湿化痰。

【功效】燥湿化痰，降逆止呕，消痞散结。

【主治】脾湿不化的痰涎壅滞、咳嗽气逆；胃气上逆的恶心呕吐；气郁痰结的胸脘痞闷，梅核气，瘿瘤痰核。

【用法】5～10g。外用适量，研末用酒调敷。

【宜忌】本品辛温燥烈，阴虚燥咳、血证、热痰等证忌用。反乌头。

【文献】《药性论》："消痰，下肺气，开胃健脾，止呕吐，去胸中痰满。生者摩痈肿，除瘤瘿气。"

【附方】小半夏汤：治痰饮呕吐。半夏12g，生姜10g。水煎服。

131. 苍 术 <u>苍术治目盲，燥脾去湿宜用</u>

【原文解析】苍术为草本植物茅苍术（南苍术）或北苍术的根茎。味辛、苦，性温，归脾、胃经。善燥湿健脾，明目。

【功效】燥湿健脾，祛风湿，明目。

【主治】湿阻中焦的脘腹胀满，食欲不振，恶心呕吐，倦怠乏力；外感风湿的身重疼痛；风寒湿痹，足膝肿痛；山岚瘴气，秽浊湿邪；夜盲症，眼目昏涩。

【用法】5～10g。

【宜忌】本品苦温燥烈，故阴虚内热、气虚多汗者忌用。

【文献】《珍珠囊》："能健胃安脾，诸湿肿非此不能除。"《本草正义》："苍术，气味雄厚，较白术愈猛，能彻上彻下，燥湿而宣化痰饮，芳香辟秽，胜四时不正之气。"

【附方】平胃散：治湿滞脾胃。苍术15g，厚朴、陈皮各9g，甘草4g。水煎服。

132. 萝卜　萝卜去膨胀，下气制面尤堪

【原文解析】萝卜为草本植物萝卜的块根。味辛、甘，生者性凉，熟者性温，归脾、胃、肺经。善下气，消面食。

【功效】消食化积，降气化痰。

【主治】食积不化，中焦气滞，脘腹胀满，嗳腐吞酸，腹痛泄泻；痰饮内盛，咳嗽喘满；痰热喉痹。

【用法】30～50g，捣汁服，煎汤或煮食。

【宜忌】气虚、无食积者慎用。

【文献】《日用本草》："宽胸膈，利大小便。熟食之，化痰消谷；生啖之，止渴宽中。"

【附方】单方：治脘腹胀满。萝卜适量，调味煮食服。

133. 钟乳石　　况夫钟乳粉补肺气，兼疗肺虚

【原文解析】钟乳石属矿物，主含碳酸钙。味甘，性温，归肺、肾经。善益气补肺。

【功效】温肺平喘，助阳纳气，利窍通乳。

【主治】肺虚劳嗽，咳痰喘急，冷哮痰喘；肾阳虚衰的阳痿遗精；肝肾不足的两目昏暗；妇女产后气血亏虚的乳汁不下。

【用法】10～15g，入汤剂或丸散剂。

【宜忌】痰热咳嗽及阴虚火旺者忌服。

【文献】《神农本草经》："主咳逆上气，明目益精，安五脏，通百节，利九窍，下乳汁。"《名医别录》："益气补虚烦，疗脚弱冷痛，下焦伤竭，强阴。"

【附方】《十变良方》方：治吐血损肺。炼成钟乳粉，每服6g，糯米汤下。

134. 青 盐　青盐治腹痛，且滋肾水

【原文解析】青盐即矿物石盐，主含氯化钠。味咸，性寒，归心、胃、肾经。善滋肾水，治心腹痛。

【功效】涌吐，清火，凉血，解毒。

【主治】食停上脘，心腹胀痛，胸中痰癖；小便不通；虚火上炎喉痛、慢性便秘。外用于目痛赤涩、齿龈出血、肾虚牙痛。

【用法】10～20g，内服催吐宜炒黄，沸汤溶化温服。外用适量。

【宜忌】水肿、消渴、喘嗽者忌服。

【文献】《本草纲目》："盐为百病之主，无病不用之。故服补肾药用盐汤者，咸归肾，引药气入本脏也；补心药用炒盐者，心苦虚，以咸补之也；补脾药用炒盐者，虚则补其母，脾乃心之子也；治积聚结核用之者，咸能软坚也；诸痈疽眼目及血病用之者，咸走血也；诸风热病用之者，寒胜热也；大小便病用之者，咸能润下也；骨病齿病用之者，肾主骨，咸入骨也；吐药用之者，咸引水聚也……诸蛊及虫伤用之者，取其解毒也。"

【附方】盐汤探吐方：治宿食停滞，心腹坚满痛。极咸盐汤，每服两升，服后探吐，以吐尽宿食为度。

135. 山 药　山药而腰湿能医

【原文解析】山药为蔓生草本植物薯蓣的块根。味甘，生者性凉，熟者性温，归脾、肺、肾经。善益气固涩。"腰湿"指遗精、带下等病。

【功效】益气养阴，补脾肺肾。

【主治】脾虚气弱的食少便溏；肺虚久咳、虚喘；肾虚遗精、尿频；脾虚有湿、肾虚不固的妇女白带过多；消渴证。

【用法】10～30g，大量60～250g。研末吞服每次6～10g。补阴宜生用，健脾止泻宜炒黄用。

【宜忌】湿盛中满或有积滞者忌服。

【文献】《本草正》："山药能健脾补虚，滋精固肾，治诸虚百损，疗五劳七伤，第其气轻性缓，非堪专任，故补脾肺必主参术，补肾水必君萸地，涩带浊须破故同研，固遗泄伏菟丝相济。"

【附方】清带汤：治脾虚带下。山药30g，龙骨、牡蛎各18g，海螵蛸12g，茜草9g。水煎服。

136. 阿 胶　阿胶而痢嗽皆止

【原文解析】阿胶为驴皮经漂泡去毛后熬制而

成的胶块。味甘，性平，归肺、肝、肾经。善治虚劳咳嗽、血痢不止。

【功效】补血止血，滋阴润肺。

【主治】血虚证的眩晕心悸等症；吐血、衄血、便血、血痢、崩漏；阴虚心烦、失眠；肺虚火盛的咳喘咽干痰少，痰中带血；燥热伤肺的干咳无痰、气喘心烦。

【用法】5～10g。开水或黄酒化服；入汤剂烊化服。

【宜忌】本品性质黏腻，有碍消化。脾胃虚弱者忌服。

【文献】《用药法象》："止血安胎，兼除嗽痢。"

【附方】阿胶散：治肺虚咳嗽咳血。阿胶45g，马兜铃15g，牛蒡子、甘草各8g，杏仁6g，糯米30g。共为末，每服3～6g。

137. 赤石脂 赤石脂治精浊而止泻，兼补崩中

【原文解析】赤石脂为红色高岭土，主含含水硅酸铝。味甘、酸、涩，性温，归大肠、胃经。善涩精、止泻、止血。

【功效】内服涩肠止泻，止血。外用收涩生肌，敛疮。

【主治】下焦不固的泻痢不止，便血脱肛，遗精滑精；妇女崩漏、带下，日久不止；外用于溃疡、湿疮、外伤出血。

【用法】10 ~ 20g，入汤剂或丸散剂。外用适量，研细末撒或调敷。

【宜忌】湿热积滞者忌服。孕妇慎用。

【文献】《名医别录》："疗腹痛肠澼，下痢赤白，女子崩中漏下，难产胞衣不出。"

【附方】桃花汤：治下痢便脓血不止。赤石脂30g，干姜 10g，粳米 15g。水煎服。

138. 阳起石　阳起石暖子宫以壮阳，更疗阴痿

【原文解析】阳起石多为矿物透闪石，主含硅酸镁、硅酸钙和硅酸铁。味咸，性微温，归肾经。善温肾壮阳，治男子阳痿、女子不孕。

【功效】温肾壮阳。

【主治】肾阳虚衰的男子阳痿、女子宫冷不孕；下焦虚寒的腰膝冷痹。

【用法】3 ~ 6g，入丸散。

【宜忌】阴虚火旺者忌用。不宜久服。

【文献】《药性论》：“补肾气精乏，腰痛膝冷湿痹，子宫久冷。”《本草纲目》：“阳起石，右肾命门气分药也，下焦虚寒者宜用之，然亦非久服之物。”

【附方】阳起石丸：治冲任不交，虚寒之极。阳起石 6g，鹿茸 3g。醋煎艾汁为丸服。

139. 紫 菀　诚以紫菀治嗽

【原文解析】紫菀为草本植物紫菀的根及根茎。味苦、甘，性微温，归肺经。善治咳嗽。

【功效】化痰止咳。

【主治】各种咳嗽。如外感风寒的痰多咳嗽；肺热壅塞的肺痈咳嗽；肺虚久咳，痰中带血。

【用法】5 ~ 10g。

【文献】《本草正义》：“紫菀柔润有余，虽曰苦辛而温，非燥烈可比。专能开泄肺郁，定喘降逆，宣通窒滞。”

【附方】紫菀汤：治妊娠咳嗽不止，胎动不安。紫菀 6g，天冬 6g，甘草、杏仁、桑白皮各 5g，桔梗 3g。水煎服。

140. 防风　防风祛风

【原文解析】防风为草本植物防风的根。味辛、甘，性微温，归膀胱、肝、脾经。善祛风。

【功效】祛风解表，胜湿，止痛，解痉。

【主治】外感风寒的头痛、身痛、恶寒；皮肤瘙痒；风寒湿痹，四肢挛急；破伤风的抽搐痉挛，牙关紧闭。

【用法】3～10g，入煎剂、酒剂或丸散。

【宜忌】本品用于外风，内风忌用。

【文献】《本草汇言》："防风辛温轻散，润泽不燥，能发邪从毛窍出，故外科疮痈肿毒，疮瘘风癞诸证亦必需也。"

【附方】玉真散：治破伤风。天南星、防风、白芷、天麻、羌活、白附子各等分，为末。每服6g，热酒送服。

141. 苍耳子　苍耳子透脑止涕

【原文解析】苍耳子为草本植物苍耳的果实。味辛、苦，性温，有小毒，归肺经。善治鼻渊浊涕。

【功效】通鼻窍，祛风湿，止痛。

【主治】鼻渊证的时流浊涕、不闻香臭、头痛；外感风寒的头风、头痛；风湿痹痛，四肢拘挛；癣疥湿疮瘙痒。

【用法】3～10g，入汤剂或丸散剂。

【宜忌】血虚头痛不宜用。

【文献】《要药分剂》："治鼻渊鼻瘜，断不可缺，能使清阳之气上行巅顶也。"

【附方】苍耳子散：治风热上攻的鼻渊。苍耳子60g，薄荷、辛夷各15g，白芷30g。共研细末，每服6g，葱茶调服。

142. 威灵仙　　威灵仙宣风通气

【原文解析】威灵仙为藤本植物威灵仙或铁线莲的根。味辛、咸，性温，归膀胱经。善宣散风邪，走窜通气。

【功效】祛风湿，通经络，止痹痛，治骨鲠。

【主治】风湿痹痛，筋脉拘挛，腰膝冷痛；风寒湿邪引起的痰水积聚；诸骨鲠咽。

【用法】5～10g。治骨鲠可用30g。

【宜忌】本品性走窜，久服易伤正气，体弱者慎用。

【文献】《本草正义》："威灵仙，以走窜消克为能事，积湿停痰，血凝气滞，诸实宜之。"

【附方】《普济方》方：治手足麻痹，时发疼痛。威灵仙 15g，生川乌、五灵脂各 12g。为末，醋糊丸，梧子大。每服 7 丸，盐汤下。

143. 细 辛 细辛去头风，止嗽而疗齿痛

【原文解析】细辛为草本植物细辛的全草。味辛，性温，归肺、肾经。善祛头风，止寒嗽，疗齿痛。

【功效】祛风，散寒止痛，温肺化饮，宣通鼻窍。

【主治】头痛、牙痛、风湿痹痛；外感风寒表证；寒饮伏肺的咳嗽气喘、痰多清稀；鼻渊证的鼻塞头痛、时流清涕；外用于口舌生疮，或神志昏迷，官窍闭塞。

【用法】1.5 ~ 3g。外用适量，外敷或研末吹鼻。

【宜忌】本品药性猛烈，耗散正气，故用量不宜过大。气虚多汗、阴虚阳亢头痛、阴虚肺热咳嗽等均忌用。反藜芦。

【文献】《本草别说》："细辛，若单用末，不可过半钱匕，多则气闷塞，不通者死。"《本草正义》："细辛，芳香最烈，故善开结气，宣泄郁滞，

而能上达巅项，通利耳目，旁达百骸，无微不至，内
之宣络脉而疏百节，外之行孔窍而直透肌肤。"

【附方】细辛散：治风冷头痛。细辛、川芎各
30g，附子15g，麻黄1g。入连根葱白、姜、枣。
每服6g。

144. 艾 叶　　艾叶治崩漏，安胎而医痢红

【原文解析】艾叶为灌木状草本植物艾的叶片。
味苦、辛，性温，归肝、脾、肾经。善治崩漏、胎
动不安、久痢下血属虚寒者。

【功效】温经止血，散寒止痛。

【主治】虚寒性的出血证如崩漏下血；下焦虚
寒的腹中冷痛，月经不调，经行腹痛，宫冷不孕，
胎动不安；腹中寒痛，久痢脓血不愈；外用于湿疹
瘙痒。

【用法】3～10g。外用适量。炒用以止血，
生用以散寒止痛，艾绒用以烧灸。

【文献】《药性论》："止崩血，安胎，止腹
痛。苦酒作煎，治癣，止赤白痢。"

【附方】胶艾汤：治血虚寒滞，月经过多，或
胎动不安，或产后下血。艾叶、川芎、当归各9g，

阿胶、甘草各 6g，芍药、干地黄各 12g。水煎服。

145. 羌 活　　羌活明目驱风，除筋挛肿痛

【原文解析】羌活为草本植物羌活的根茎及根。味辛、苦，性温，归膀胱、肾经。善祛风胜湿，治筋脉拘挛肿痛、目赤疼痛。

【功效】解表散寒，祛风胜湿，止痛。

【主治】外感风寒的恶寒发热、身痛头痛；风湿痹证的肢节疼痛、筋脉拘挛、肩背痠痛；风热上攻的目赤肿痛。

【用法】3 ~ 10g。

【宜忌】本品升散温燥，气血不足者不宜用。

【文献】《珍珠囊》："治太阳经头痛，去诸骨节疼痛。"

【附方】羌活胜湿汤：治外感风湿，头项腰脊强痛。羌活、独活各 9g，藁本、川芎、防风、甘草各 6g，蔓荆子 3g。水煎服。

146. 白 芷　　白芷止崩治肿，疗痔漏疮痈

【原文解析】白芷为草本植物白芷的根。味辛，

性温，归肺、胃经。善止崩漏、治创肿、疗痔漏、愈疮痈。

【功效】 解表，祛风燥湿，消肿排脓，止痛。

【主治】 外感风寒的头痛鼻塞；阳明经头痛、眉棱骨痛、头风痛、齿痛；痈疽疮毒，乳痈肿痛，外伤肿痛；皮肤风湿瘙痒；寒湿带下。

【用法】 3～10g。

【宜忌】 本品辛散温燥，耗散气血，阴虚火旺者不宜用。

【文献】《神农本草经》："主女人漏下赤白，血闭阴肿，寒热，头风侵目泪出。"《本草纲目》："治鼻渊、鼻衄、齿痛、眉棱骨痛……蛇伤、刀箭金疮。"

【附方】 都梁丸：治风吹项背，头昏眩痛。白芷，研末蜜丸如弹子大，清茶化下。

147. 红花　若乃红蓝花通经，治产后恶血之余

【原文解析】 红花即红蓝花，为草本植物红花的筒状花冠。味辛，性温，归心、肝经。善活血通经，治产后恶露不尽。

【功效】 活血祛瘀，通经。

【主治】血滞瘀阻的痛经，经闭，跌打损伤瘀痛，心腹瘀痛，癥瘕积聚；产后瘀阻腹痛、恶露不尽。

【用法】3～10g。

【宜忌】孕妇忌服。

【文献】《药品化义》："红花，善通利经脉，为血中气药，能泻而又能补，各有妙义。若多用三四钱，则过于辛温，使血走散；若少用七八分……调畅而和血也；若止用二三分……滋养而生血也。"

【附方】红蓝花酒：治妇女受风，腹中血气刺痛。红蓝花30g，以酒煎服。

148. 刘寄奴　刘寄奴散血，疗烫火金疮之苦

【原文解析】刘寄奴为草本植物奇蒿的全草。味苦，性温，归心、脾经。善破血疗伤。

【功效】破血通经，散瘀止痛。

【主治】血滞经闭、产后瘀阻腹痛；跌打损伤、创伤出血疼痛；食积不化，脘腹胀痛。

【用法】3～10g。外用适量，研末撒或调敷。

【宜忌】孕妇忌服。

【文献】《名医别录》："下血止痛，治产后余疾，止金疮血。"

【附方】刘寄奴散：治金疮出血，跌打伤痛。
刘寄奴为末，撒敷。

149. 茵芋叶 减风湿之痛则茵芋叶

【原文解析】茵芋叶为灌木植物茵芋的叶。味
辛、苦，性温，有毒，归肝、肾经。善祛风除湿止
痛。本药现代少用。

【功效】祛风除湿，散寒止痛。

【主治】风湿痹痛，筋骨疼痛，四肢挛急，两
足软弱。

【用法】每日 1 ~ 2g，浸酒或入丸剂。

【宜忌】本品有毒，内服宜慎，阴虚而无风湿
实邪者禁用。

【文献】《本经逢原》："茵芋大毒，世亦罕
用。《神农本草经》虽有治赢瘦如疟状一语，皆是
五脏有邪气，心腹寒热所致，非能疗虚赢寒热也。
其治关节风湿痹痛，是其正治。"

【附方】茵芋丸:治风湿积滞成脚气,常觉为肿,
发则为痛。茵芋叶、薏苡仁各 15g，郁李仁 30g，
牵牛子 90g。共为细末，炼蜜丸如梧桐子大，每服
2 丸，五更时姜枣汤下。

150. 骨碎补 疗折伤之症则骨碎补

【原文解析】 骨碎补为附生蕨类植物槲蕨的根茎。味苦，性温，归肝、肾经。善疗伤筋折骨。

【功效】 补肾，活血，止血，续伤。

【主治】 肾虚腰痛、脚弱、耳鸣、耳聋、牙痛、久泻；跌仆闪挫、伤筋折骨。

【用法】 10～20g，煎汤或入丸散。外用适量。

【宜忌】 阴虚内热及无瘀血者不宜服。

【文献】《开宝本草》："破血止血，补伤折。"《本草纲目》："治耳鸣及肾虚久泄、牙痛。"

【附方】骨碎补散：治金疮，伤筋断骨。骨碎补、自然铜、虎胫骨、败蒲各15g，没药30g。共为细末，每服3g。

151. 藿香 藿香叶辟恶气而定霍乱

【原文解析】 藿香为草本植物广藿香的地上部分，藿香叶专指叶片。味辛，性微温，归脾、胃、肺经。善治霍乱吐泻。

【功效】 化湿，解暑，止呕。

【主治】 湿阻中焦的脘腹胀满、食欲不振、恶心呕吐；暑月外感风寒的恶寒发热、头痛脘痞、呕恶泄泻；脾胃湿浊引起的呕吐。

【用法】5～10g。鲜品加倍。

【宜忌】阴虚火旺者不宜用。

【文献】《名医别录》："去恶气，止霍乱、心痛。"《本草正义》："藿香芳香而不嫌其猛烈，温煦而不偏于燥烈，能祛除阴霾湿邪，而助脾胃正气，为湿困脾阳，倦怠无力，饮食不好，舌苔浊垢者最捷之药。"

【附方】回生散：治霍乱吐泻。陈皮、藿香叶各等分。每服15g，水煎服。

152. 草果仁　草果仁温脾胃而止呕吐

【原文解析】草果仁为草本植物草果的干燥成熟果实。味辛，性温，归脾、胃经。善温暖脾胃，治寒湿呕吐。

【功效】燥湿，温中，截疟。

【主治】寒湿阻滞脾胃的脘腹胀痛，不思饮食，呕吐泄泻；外感寒湿，痰浊内伏的寒湿疟疾；山岚瘴气、秽浊湿邪所致的瘴疟。

【用法】3～6g。

【宜忌】本品辛温燥烈,易致伤阴,阴虚者慎用。

【文献】《本草正义》:"草果,辛温燥烈,善除寒湿而温燥中宫,故为脾胃寒湿主药。"

【附方】草果饮:治肠胃冷热不和,下痢赤白。草果仁、甘草、地榆、枳壳各6g。共为粗末,加煨姜1块,水煎服。

153. 巴戟天　巴戟天治阴疝白浊,补肾尤益

【原文解析】巴戟天为藤本植物巴戟天的根。味辛、甘,性微温,归肾经。善补肾助阳,治寒疝白浊。

【功效】补肾助阳,祛风除湿。

【主治】肾阳不足的阳痿、尿频、遗精、白浊、宫冷不孕、月经不调、少腹冷痛;寒邪凝滞的寒疝;肾阳不足兼有风湿的腰膝疼痛或软弱无力。

【用法】10～15g。

【宜忌】本品补肾助阳,阴虚火旺或有湿热者均不宜服。

【文献】《本草备要》:"补肾益精,治五劳七伤,辛温散风湿,治风湿脚气水肿。"

【附方】《普济方》方:治白浊。菟丝子、

巴戟天、补骨脂、鹿茸、山药、赤石脂、五味子各
30g。共为末，酒糊丸。每服 6g，空腹盐汤下。

154. 延胡索　<u>玄胡索理气痛血凝，调经有助</u>

【原文解析】 延胡索又称玄胡索、元胡索，为
草本植物延胡索的块茎。味辛、苦，性温，归心、
肝、脾经。善行气活血止痛，治痛经。

【功效】 活血，行气，止痛。

【主治】 气血凝滞的胸胁作痛、脘腹疼痛、疝
气疼痛、肢体疼痛、跌打伤痛；妇女经行不畅、少
腹作痛。

【用法】 5～10g。研末服每次 1.5～3g。止
痛宜醋制。

【宜忌】 孕妇忌服。

【文献】 《本草纲目》："延胡索，能行血中
气滞，气中血滞，故专治一身上下诸痛。"

【附方】 《太平圣惠方》方：治坠落车马，筋
骨疼痛不止。延胡索 30g。捣细罗为散，每服 6g，
酒调服。

155. 款冬花 尝闻款冬花润肺，去痰嗽以定喘

【原文解析】 款冬花为草本植物款冬的花蕾。味辛、微苦，性温，归肺经。善润肺止咳，化痰定喘。

【功效】 润肺下气，止咳化痰。

【主治】 各种咳嗽。如外感风寒的咳嗽气逆，咳痰不爽；肺痈咳吐脓血；虚劳烦热咳嗽。

【用法】 5 ~ 10g。

【文献】 《本草汇言》："辛温而润，散而能降，补而能收，为治嗽要药。于肺无忤，无分寒热虚实，皆可施用。"

【附方】 百花膏：治喘嗽不已，或痰中有血。款冬花、百合各等分。为细末，炼蜜为丸如龙眼大，每服 1 丸，嚼化。

156. 肉豆蔻 肉豆蔻温中，止霍乱而助脾

【原文解析】 肉豆蔻为高大乔木植物肉豆蔻树的成熟种仁。味辛，性温，归脾、胃、大肠经。善暖脾胃、止泻。

【功效】 温中行气，涩肠止泻。

【主治】 脾胃虚寒的食欲不振、久泻不止；

脾胃阳虚的五更泄泻;虚寒气滞的脘腹胀痛,食少呕吐。

【用法】 3 ~ 10g;入丸、散剂 1.5 ~ 3g。温中止泻煨熟用。

【宜忌】 本品温中固涩,故湿热泻痢者忌用。

【文献】 《本草纲目》:"暖脾胃,固大肠。"

【附方】 四神丸:治脾肾虚寒,五更泄泻。肉豆蔻、五味子各 60g,补骨脂 120g,吴茱萸 30g,生姜 240g,红枣 100 枚。前四味为细末,姜枣同煮,只取枣肉,和末为丸如梧桐子大,每服 50 丸,空腹服。

157. 抚 芎 抚芎走经络之痛

【原文解析】 抚芎同川芎,江西抚州产称抚芎。善行气活血,通络止痛,具体详见 71 条川芎。

158. 何首乌 何首乌治疮疥之资

【原文解析】 何首乌为草本植物何首乌的块根。味苦、甘、涩,性微温,归肝、肾经。可治疮疥。

【功效】 补益精血,截疟,润肠通便,解毒。

【主治】精血亏虚的头晕眼花、须发早白、腰酸脚软、遗精滑精、崩中带下；气血两虚的久疟不止；精血不足的肠燥便秘；遍身疮肿痒痛。

【用法】10～30g。补益精血宜制用，截疟、润肠宜生用，解毒宜鲜用。

【宜忌】大便溏泻及痰湿较重者不宜服。

【文献】《本草纲目》："此物气温味苦涩，苦补肾，温补肝，涩能收敛精气，所以能养血益肝，固精益肾，健筋骨，乌髭发，为滋补良药。"

【附方】《博济方》方：治疥癣满身。何首乌、艾叶各等分，为末，水煎浓汤洗浴。

159. 姜 黄　姜黄能下气，破恶血之积

【原文解析】姜黄为宿根草本植物姜黄的根茎。味辛、苦，性温，归肝、脾经。善行气破血。

【功效】破血行气，通经止痛。

【主治】气滞血瘀的胸胁疼痛、经闭腹痛；风寒湿痹的肩臂疼痛；外用于痈疡疮疖。

【用法】5～10g。外用适量，以麻油或菜油调匀成膏，外敷。

【宜忌】孕妇忌用。

【文献】《新修本草》："主心腹结积，痓忤，下气破血，除风热，消痈肿。功力烈于郁金。"

【附方】姜黄散：治臂背痛。姜黄、羌活、甘草各 30g，白术 60g。每服 30g，水煎服。

160. 防 己　防己宜消肿，去风湿之施

【原文解析】防己为木质藤本植物粉防己的根（汉防己）；或缠绕草本植物广防己的根（木防己）。味苦、辛，性寒，归膀胱、肾、脾经。善祛风湿，利水消肿。

【功效】祛风湿，止痛，利水。

【主治】风湿痹痛，关节肿痛；膀胱有热的小便不利，风水浮肿，腹水，脚气浮肿；湿疮湿疹。

【用法】5～10g。利水消肿宜用汉防己，祛风止痛宜用木防己。

【宜忌】本品苦寒较甚，易损胃气。食欲不振及阴虚无湿热者忌用。

【文献】《本草求真》："防己，辛苦大寒，性险而健，善走下行，长于除湿、通窍、利道，能泻下焦血分湿热，及疗风水要药。"

【附方】防己茯苓汤：治皮水，四肢浮肿。防

己、黄芪、桂枝各 9g，茯苓 18g，甘草 6g。水煎服。

161. 藁 本　藁本除风，主妇人阴痛之用

【原文解析】 藁本为草本植物藁本的根茎。味辛，性温，归膀胱经。善除风，治妇人阴中肿痛。

【功效】 发表散寒，祛风胜湿，止痛。

【主治】 外感风寒的头痛、巅顶剧痛、痛连齿颊、偏头痛；风寒湿痹，肢节疼痛；妇女疝瘕腹痛，阴中寒肿痛。

【用法】 2 ~ 10g。

【宜忌】 本品辛温发散，凡血虚头痛及热证均忌用。

【文献】 《神农本草经》："主妇人疝瘕，阴中寒肿痛，腹中急，除风头痛。"《本草正义》："藁本，味辛气温，上行升散，专主太阳太阴之寒风寒湿，而能疏达厥阴郁滞，功用与细辛、川芎、羌活近似。"

【附方】 神术散：治外感风寒湿邪。苍术 6g，川芎、白芷、羌活、藁本、细辛、炙甘草各 3g。水煎服。

162. 仙 茅　仙茅益肾，扶元气虚弱之衰

【原文解析】 仙茅为草本植物仙茅的根茎。味辛，性热，有毒，归肾经。善温肾阳，益命门。

【功效】 温肾壮阳，祛寒除湿。

【主治】 肾阳虚衰、命门火衰的阳痿滑精、精冷不育、小便不禁；心腹冷痛；风寒湿痹。

【用法】 3～10g，煎服或浸酒服，或入丸散。

【宜忌】 本品性燥热，有伤阴之弊，故阴虚火旺者忌服。

【文献】 《本草纲目》："仙茅性热，补三焦命门之药也，惟阳弱精寒，禀赋素怯者宜之。若体壮相火炽盛者，服之反能动火。"

【附方】 仙茅丸：治肾精虚衰，膝软目眩。仙茅、苍术、枸杞子各500g，车前子600g，茯苓、茴香、柏子仁各250g，生地、熟地各120g。为末，酒糊丸如梧子大。每服50丸，食前温酒下。

163. 补骨脂　乃曰破故纸温肾，补精髓与劳伤

【原文解析】 补骨脂即破故纸，为草本植物补骨脂的种子。味苦、辛，性温，归肾、脾经。善温

肾固精，治多种虚损。

【**功效**】 补肾壮阳，固精缩尿，温脾止泻。

【**主治**】 肾阳虚衰的阳痿、腰膝酸软冷痛；肾气虚冷的滑精、遗尿、尿频；脾肾阳虚的五更泄泻。

【**用法**】 5 ~ 10g。

【**宜忌**】 本品性温燥，能伤阴助火，故阴虚火旺及大便秘结者忌服。

【**文献**】 《本草纲目》："治肾泄，通命门，暖丹田。"

【**附方**】 补骨脂散：治小儿遗尿。补骨脂30g。为末，每服 3g，热汤调下。

164. 木 瓜 宣木瓜入肝，疗脚气并水肿

【**原文解析**】 木瓜为灌木植物贴梗海棠或光皮木瓜的成熟果实，安徽宣城产称宣木瓜。味酸，性温，归肝、脾经。因入肝经，可舒筋活络，并疗脚气和水肿。

【**功效**】 舒筋活络，化湿和胃。

【**主治**】 风湿痹痛、筋脉拘挛、脚气肿痛；霍乱吐泻，小腿转筋；胃津不足的食欲不振。

【**用法**】 6 ~ 12g。

【宜忌】脾胃有积滞者不宜服。

【文献】《本草纲目》："木瓜所主霍乱吐利转筋、脚气，皆脾胃病，非肝病也。肝虽主筋，而转筋则由湿热、寒湿之邪袭伤脾胃所致，故转筋必起于足腓，腓及宗筋皆属阳明。"

【附方】木瓜散：治脚气冲心，胸膈痞滞烦闷。大腹皮、紫苏、干木瓜、甘草、木香、羌活各等分，共研末，每服 6g。

165. 杏 仁 杏仁润肺燥止嗽之剂

【原文解析】杏仁为乔木植物杏的成熟种子。味苦，性温，有小毒，归肺、大肠经。善润肺止咳。

【功效】止咳平喘，润肠通便。

【主治】各种咳喘证；肠燥便秘。

【用法】3～10g，宜后下。

【宜忌】本品有小毒，婴儿慎用。

【文献】《药性论》："主咳逆上气喘促。入天门冬煎，润心肺；和酪作汤，润声气。"

【附方】双仁丸：治上气喘急。桃仁、杏仁各75g。研细，和丸如梧桐子大，每服 30 丸，生姜、蜜汤下。

166. 茴 香 <u>茴香治疝气肾痛之用</u>

【原文解析】茴香为草本植物茴香的干燥成熟果实（小茴香）；或小乔木植物八角茴香树的果实（大茴香）。味辛，性温，归肝、肾、脾、胃经。善治寒疝疼痛、睾丸坠痛。

【功效】祛寒止痛，理气和胃。

【主治】肝肾阴寒的寒疝少腹疼痛、睾丸偏坠胀痛；胃寒呕吐、脘腹疼痛、不思饮食。

【用法】3～8g。外用适量。

【宜忌】本品辛温助火，热证及阴虚火旺者忌服。

【文献】《日华子本草》："治干湿脚气并肾劳癞疝气，开胃下食，治膀胱痛，阴疼。"

【附方】小茴香丸：治小肠疝气腹痛。小茴香、胡椒等分。共为末，酒糊为丸如梧子大，每服50丸，空腹温酒下。

167. 诃 子 <u>诃子生津止渴，兼疗滑泄之疴</u>

【原文解析】诃子为乔木植物诃子的成熟果实。味苦、酸、涩，性平，归肺、大肠经。善生津止渴，固涩滑脱。

【功效】 涩肠，敛肺，下气，利咽。

【主治】 久痢腹痛，虚寒久泻、脱肛；肺虚喘咳，久咳失音。

【用法】 3 ~ 10g。敛肺清火开音宜生用，涩肠止泻宜煨用。

【宜忌】 外有表邪、内有湿热积滞者忌服。

【文献】《本草图经》："治咳嗽咽喉不利，含三数枚。"《本经逢原》："诃子苦涩降敛，生用清金止嗽，煨熟固脾止泻。古方取苦以化痰涎，涩以固滑泄也。"

【附方】 诃黎勒散：治下利滑脱。诃子 10 枚，为散，米粥调和，顿服。

168. 秦艽   秦艽攻风逐水，又除肢节之痛

【原文解析】 秦艽为草本植物秦艽的根。味苦、辛，性微寒，归胃、肝、胆经。善祛风逐水，除肢节疼痛。

【功效】 祛风湿，舒筋络，清虚热。

【主治】 风湿痹痛、周身或关节拘挛、中风手足不遂；阴虚骨蒸潮热，小儿疳热；湿热黄疸；大

便下血。

【用法】5～10g。

【宜忌】气血亏虚者不宜服。

【文献】《神农本草经》："主寒热邪气，寒湿风痹，肢节痛，下水，利小便。"

【附方】秦艽汤：治风中经络而痛。羌活、秦艽、白芍、独活各5g，当归6g，川芎3g，熟地9g。水煎服。

169. 槟 榔 <u>槟榔豁痰而逐水，杀寸白虫</u>

【原文解析】槟榔为乔木植物槟榔的成熟种子。味辛、苦，性温，归胃、大肠经。善消痰逐水，杀虫去积。

【功效】杀虫，消积，行气，利水。

【主治】多种肠寄生虫病：绦虫、姜片虫、钩虫、蛔虫、蛲虫；食积气滞，腹胀便秘，或泻痢后重；水肿证，脚气肿痛；疟疾。

【用法】6～15g。单用杀绦虫60～120g。

【宜忌】脾虚便溏者不宜服。

【文献】《名医别录》："主消谷逐水，除痰癖，杀三虫伏尸，疗寸白。"

【附方】槟榔汤：治寸白虫。槟榔 3 枚，水煎去滓，空腹服。

170. 杜 仲　杜仲益肾而添精，去腰膝重

【原文解析】杜仲为乔木植物杜仲的树皮。味甘，性温，归肝、肾经。善补肝肾，治腰膝酸痛。

【功效】补肝肾，强筋骨，安胎。

【主治】肝肾不足的腰膝酸痛，痿软无力；肝肾虚寒的阳痿、尿频；肝肾亏虚的胎元不固。

【用法】10 ~ 15g，宜炒用。

【宜忌】本品为温补之品，阴虚火旺者慎用。

【文献】《神农本草经》："主腰脊痛，补中，益精气，坚筋骨，强志，除阴下痒湿，小便余沥。"

【附方】青娥丸：治肝肾不足，腰腿重痛。杜仲、补骨脂各 500g，生姜 300g，共为细末。用胡桃肉 120 个，汤浸去皮研成膏糊丸，如梧桐子大，每服 50 丸，空腹盐酒汤送下。

171. 紫石英　当知紫石英疗惊悸崩中之疾

【原文解析】紫石英为矿物萤石，主含氟化钙。

味甘，性温，归心、肝经。善治惊悸，但治疗崩漏之疾少见。

【功效】镇心定惊，养血益肝，温暖子宫。

【主治】心神不安、虚烦失眠、惊悸怔忡；肝血不足的惊痫眩晕；妇女血海虚寒不孕。

【用法】10～15g，打碎先煎。

【宜忌】阴虚火旺之不孕及肺热气喘者忌用。

【文献】《本草纲目》："上能镇心，重以去怯也；下能益肝，湿以去枯也。……其性暖而补，故心神不安，肝血不足，及女子血海虚寒不孕者宜之。"

【附方】《郑子来家秘》方：治怔忡惊悸。紫石英 30g，当归、远志、枣仁、川贝、茯苓、柏子仁各 60g，黄连 9g。研末炼蜜丸，每晨服 9g，临睡服 12g，黑枣汤送下。

172. 橘 核　橘核仁治腰痛疝气之㿗

【原文解析】橘核为小乔木植物橘的种子。味苦，性平，归肝经。善治肝气郁滞的腰痛、疝气。

【功效】行气，散结，止痛。

【主治】肝气郁滞的小肠疝气，睾丸肿痛，腰痛；腹内癥瘕痞块；乳癖、乳痈。

【用法】3 ~ 10g，煎服或入丸散。

【文献】《日华子本草》："治腰痛，膀胱气，肾疼。炒去壳，酒服良。"《本草纲目》："苦平无毒，入足厥阴。小肠疝气及阴核肿痛。"

【附方】《简便单方》方：治腰痛。橘核、杜仲各 60g。炒研末，每服 6g，盐酒下。

173. 金樱子　　金樱子兮涩遗精

【原文解析】金樱子为攀援灌木植物金樱子的成熟假果或除去瘦果的成熟花托。味酸、涩，性平，归肾、膀胱、大肠经。善涩精止遗。

【功效】固精，缩尿，涩肠止泻。

【主治】下焦不固的遗精、滑精、遗尿、尿频、白带过多；久虚泄泻下痢；中气下陷的脱肛，子宫脱垂。

【用法】6 ~ 18g，煎汤、熬膏或入丸散。

【宜忌】本品功专收敛，故有实火、实邪者不宜用。

【文献】《本草备要》："固精秘气，治梦泄遗精，泄痢便数。"

【附方】水陆二仙丹：治遗精白浊。金樱子（熬膏）、芡实（研粉）各等分，为丸。每服 9g。

174. 紫苏子　紫苏子兮下气涎

【原文解析】 紫苏子为草本植物紫苏的成熟果实。味辛，性温，归肺、大肠经。善降气消痰。

【功效】 止咳平喘，润肠通便。

【主治】 痰涎壅盛，喘咳上气，胸膈满闷；肠燥便秘。

【用法】 5 ~ 10g。

【宜忌】 气虚久嗽、阴虚喘逆、脾虚便滑者均不宜服。

【文献】 《本经逢原》：“诸香皆燥，惟苏子独润，为虚劳咳嗽之专药。性能下气，故胸膈不利者宜之，与橘红同为除喘定嗽、消痰顺气之良剂。”

【附方】 三子养亲汤：治老人痰壅气滞。苏子9g，莱菔子 9g，白芥子 6g。捣碎，包煎，频服。

175. 淡豆豉　淡豆豉发伤寒之表

【原文解析】 淡豆豉为大豆经蒸罨发酵制成的

加工品。味辛、甘、微苦，性寒，归肺、胃经。善宣散表邪。

【功效】解表，除烦。

【主治】外感风寒或风热的发热、恶寒、头痛；热病胸中烦闷，不眠。

【用法】10～15g。

【文献】《名医别录》："主伤寒头痛，寒热，瘴气恶毒，烦躁满闷。"

【附方】葱豉汤：治外感风寒轻证。连根葱白5条，淡豆豉9g。水煎服。

176. 大蓟、小蓟　　大小蓟除诸血之鲜

【原文解析】大蓟为宿根草本植物大蓟的根及全草；小蓟为草本植物刺儿菜的全草及地下茎。皆味甘、苦，性凉，归心、肝经。善凉血止血。功效主治用法皆相同。

【功效】凉血止血，散瘀，解毒消痈。

【主治】血热妄行的衄血、咯血、吐血、尿血、崩漏；热毒疮痈。

【用法】10～15g。鲜品30～60g。外用适量。

【文献】《日华子本草》："大蓟叶凉，治肠痈、

腹藏瘀血。血运扑损。"《本草拾遗》："小蓟破宿血，止新血，暴下血，血痢，金疮出血，呕血等。"

【附方】十灰散：治各种血证。大蓟、小蓟、荷叶、侧柏叶、茅根、茜草根、大黄、栀子、棕榈皮、丹皮各等分。烧炭存性，研极细末，每服 15g。

177. 益智仁　益智安神，治小便之频数

【原文解析】益智仁为草本植物益智的成熟果实。味辛，性温，归脾、肾经。善治尿频，"安神"指治疗夜尿、梦遗后的间接作用。

【功效】温脾开胃摄唾，暖肾固精缩尿。

【主治】脾肾受寒的腹痛泄泻、恶心呕吐；中气虚寒的食少多唾；肾气虚寒的遗精、遗尿、尿有余沥、夜尿增多。

【用法】3 ~ 6g。

【宜忌】本品燥热，能伤阴助火，故阴虚火旺或因热而患遗精、尿频、崩漏等证均忌服。

【文献】《本草拾遗》："治遗精虚漏，小便余沥……夜多小便者，取二十四枚，碎，入盐同煎服，有奇验。"

【附方】缩泉丸：治下元虚冷，小便频数。益

智仁、乌药、山药各等分，为丸。每服 6g。

178. 麻 仁　麻仁润肺，利六腑之燥坚

【原文解析】麻仁为草本植物大麻的成熟果实。味甘，性平，归脾、大肠经。善润肺燥，通利六腑。

【功效】润肠通便。

【主治】津枯血少的肠燥便秘。

【用法】10～30g，打碎煎服，或入丸散。

【文献】《药品化义》："麻仁能润肠，体润能去燥，专利大肠气结便秘。凡年老血液枯燥，产后气血不顺，病后元气未复，或禀弱不能运行者皆治。"

【附方】麻子仁丸：治肠胃燥热，大便秘结。麻子仁、大黄各 500g，芍药、枳实、厚朴、杏仁各 250g，共为细末，炼蜜为丸。每服 9g。

179. 黄 芪　抑又闻补虚弱，排疮脓，莫若黄芪

【原文解析】黄芪为草本植物黄芪的根。味甘，性微温，归脾、肺经。善益气补虚，排脓生肌。

【功效】补气升阳，益卫固表，托毒生肌，利

水退肿。

【主治】脾肺气虚的倦怠乏力，食少便溏；中气下陷的脱肛、子宫脱垂；表虚自汗；气血不足的痈疽不溃或溃久不敛；浮肿尿少。

【用法】10～15g。大剂量可用至30～60g。补气升阳炙用，其他生用。

【宜忌】本品补气升阳助火，凡表实邪盛、气滞湿阻、食积内停、阴虚阳亢、痈疽初起或溃后热毒上盛等证，均不宜用。

【文献】《珍珠囊》："黄芪甘温纯阳，其用有五：补诸虚不足，一也；益元气，二也；壮脾胃，三也；去肌热，四也；排脓止痛，活血生血，内托阴疽，为创家圣药，五也。"

【附方】透脓散：治痈疽诸毒，内脓已成而未穿破者。黄芪12g，穿山甲3g，皂角刺5g，当归6g，川芎9g。水煎服。

180. 狗 脊　强腰脚，壮筋骨，无如狗脊

【原文解析】狗脊为草本植物金毛狗脊的根状茎。味苦、甘，性温，归肝、肾经。善补肝肾，强腰脚，壮筋骨。

【功效】补肝肾，强腰膝，祛风湿。

【主治】肝肾亏虚，兼有风寒湿邪的腰痛脊强，不能俯仰，足膝软弱；肾阳虚衰的小便不禁；妇女冲任虚寒的白带过多。

【用法】10～15g。

【宜忌】本品温补固摄，故肾虚有热，小便不利者忌服。

【文献】《神农本草经》："主腰背强，机关缓急，周痹，寒湿膝痛。"《本草纲目》："强肝肾，健骨，治风虚。"

【附方】狗脊丸：治肾虚腰酸膝软。狗脊、萆薢各60g，菟丝子30g。共捣罗为末，炼蜜为丸如梧桐子大，每服30丸。

181. 菟丝子　菟丝子补肾以明目

【原文解析】菟丝子为寄生性藤本植物菟丝子的成熟种子。味辛、甘，性平，归肝、肾经。善补肾、明目。

【功效】补阳益阴，固精缩尿，明目止泻。

【主治】肾虚腰膝酸痛、阳痿遗精、小便频数、尿有余沥、白带过多；肝肾不足的目暗不明；脾气不足的食少便溏；肝肾不足的胎元不固；消渴证。

【用法】10 ～ 15g。

【宜忌】本品为平补之药，但仍偏补阳，故阴虚火旺，大便燥结、小便短赤者不宜服。

【文献】《药性论》："治男女虚冷，添精益髓，去腰疼膝冷，又主消渴热中。"

【附方】驻景丸：治肝肾亏虚，目昏生翳。菟丝子 500g，熟地黄 300g，车前子 100g。共研末，炼蜜为丸如梧桐子大，每服 30 丸。

182. 马蔺花　马蔺花治疝而有益

【原文解析】马蔺花为草本植物马蔺的花。味咸、酸、微苦，性凉，归肝、膀胱经。善治疝气。

【功效】清热止血，利尿消肿，行气止痛。

【主治】血证的吐血、衄血、外伤出血；小便不通，热淋；喉痹、小腹疝痛；痈疽疮肿。

【用法】3 ～ 6g，入煎剂或散剂。外用适量，捣敷。

【宜忌】便溏者慎用。

【文献】《本草纲目》："主痈疽恶疮。""治小腹疝痛，腹内冷积，水痢诸病。"

【**附方**】《本草述》方：治偏坠疝气。马蔺花60g，川楝子45g，吴茱萸30g，木香6g。为末，每服6g，好酒空腹调服。

四、平性药（183～250）

183. 硇 砂　以硇砂而去积

【原文解析】 硇砂属矿物，主含氯化铵，味咸苦辛，性温，有毒，归肝、脾、胃经。善消积散结。

【功效】 破瘀散结，消积软坚。

【主治】 痈疽疮毒、瘰疬痰核；目生胬肉、翳障，鼻生息肉；癥瘕积聚，噎膈反胃；顽痰胶结，咯吐不利；毒虫咬伤。

【用法】 0.3～0.6g，入丸散剂。外用适量，研末调敷。

【文献】《新修本草》："主积聚，破结血烂胎，止痛下气，疗咳嗽宿冷，去恶肉，生好肌。"
《本草衍义》："去目翳胬肉。"

【附方】硇附丸：治虚中有积，心腹胁肋胀痛。附子15g，硇砂、丁香各3g，干姜5g。共为细末，稀面糊为丸如梧桐子大。每服10粒，生姜汤下。

184. 龙 齿 用龙齿以安魂

【原文解析】 龙齿为古代多种大型哺乳动物的牙齿化石，味甘涩性凉，归心、肝经。善镇心，安魂魄。

【功效】 镇惊安神，收敛固涩。

【主治】 惊痫癫狂，心烦心悸，失眠多梦；遗精、崩漏、带下、虚汗、疮口不敛。

【用法】 15～30g，先煎。外用适量。镇惊安神生用，收敛固涩煅用。

【宜忌】 有湿热、实邪者忌服。

【文献】 《神农本草经》："主诸痉，癫疾狂走，心下结气，不能喘息，小儿五惊十二痫。"《药性本草》："治烦闷热狂，镇心，安魂魄。"

【附方】 龙齿丸：治惊痫，狂言妄语。龙齿、铁粉、凝水石各30g，茯神45g。共捣罗为末，炼蜜丸如梧桐子大。每服10丸，温米汤饮下。

185. 青 皮 青皮快膈除膨胀，且利脾胃

【原文解析】 青皮为小乔木植物橘及其同属多种植物的幼果或未成熟果实的果皮，味苦辛性温，

归肝、胆、胃经。善破气除胀，消食利脾胃。

【功效】疏肝破气，散结消滞。

【主治】肝气郁滞的胁肋胀痛、乳房胀痛、疝气疼痛；气滞血瘀的癥瘕积聚；食积气滞的胃脘痞闷胀痛。

【用法】3～10g。

【宜忌】本品性烈耗气，气虚者慎用。

【文献】《本草图经》："主气滞，下食，破积结及膈气。"

【附方】青皮丸：治食滞腹胀，嗳气酸腐。青皮、山楂、麦芽、神曲各30g，草果15g。研细末，水泛为丸，每服9g。

186. 芡 实 芡实益精治白浊，兼补真元

【原文解析】芡实为水生草本植物芡的成熟种仁，味甘涩性平，归脾、肾经。善益肾固精，治白浊等症。

【功效】补脾去湿，益肾固精。

【主治】脾虚久泻久痢；肾虚遗精、白浊、尿频、白带过多；湿痹关节疼痛，腰膝酸痛。

【用法】10～15g。

【文献】《本草求真》："味甘补脾，故能利湿，而使泄泻腹痛可治……味涩固肾，故能闭气，而使遗带小便不禁皆愈。功与山药相似，然山药之补，本有过于芡实，而芡实之涩，而有胜于山药，且山药兼补肺阴，而芡实则止于脾肾，而不及于肺。"

【附方】水陆二仙丹：治遗精白浊。金樱子（熬膏）、芡实（研粉）各等分，为丸。每服9g。

187. 木 贼　木贼草去目翳，崩漏亦医

【原文解析】木贼为草本植物木贼的全草，味甘苦性平，归肺、肝经。善明目去翳，止血。

【功效】疏散风热，明目退翳，止血。

【主治】外感风热的目赤肿痛、多眵多泪、目昏生翳；便血，痔疮出血，经血过多。

【用法】3 ~ 10g。

【文献】《本草求真》："形质有类麻黄，升散亦颇相似，但此气不辛热，且入足少阳胆、足厥阴肝，能于二经血分驱散风热，使血上通于目，故为去翳明目要剂。"

【附方】《太平圣惠方》方：治目障昏朦多泪。木贼草30g，为末，和羊肝捣为丸，早

晚各食后服 6g。

188. 花蕊石　　花蕊石治金疮，血行则却

【原文解析】花蕊石为矿物白云石，主含碳酸钙和碳酸镁。味酸、涩，性平，归肝经。善止血，治金疮。"血行则却"指出血停止。

【功效】止血，化瘀。

【主治】出血兼有瘀滞的咯血、吐血、咳血、衄血、便血、崩漏；外用于创伤出血。

【用法】10～15g，先煎。研末服每次用1～3g。外用适量，研末外敷。

【文献】《嘉祐本草》："主金疮止血，又疗产妇血晕、恶血。"《本草纲目》："治一切失血伤损。"

【附方】花蕊石散：治金疮出血。花蕊石30g，硫黄120g。瓦罐内共煅，取出研细。每服3g，酒调服。亦可外敷伤处。

189. 石决明　　决明和肝气，治眼之剂

【原文解析】石决明为杂色鲍（光底石决明）或盘大鲍（毛底石决明）的贝壳，味咸，性寒，归肝

经。善清肝明目。

【功效】 平肝潜阳，清肝明目。

【主治】 肝阳上亢的头晕目眩；肝火上炎的目赤肿痛、翳膜遮睛、视物模糊；肝虚血少的视物昏花；骨蒸劳热。

【用法】 15 ~ 30g，入汤剂宜先煎。

【文献】 《医学衷中参西录》："味微咸，性微凉，为凉肝镇肝之要药。肝开窍于目，是以其性善明目。研细水飞作敷药，能除目外障；作丸散内服，能消目内翳。为其能凉肝，兼能镇肝，故善治脑中充血作疼、作眩晕，因此证多系肝气、肝火挟血上冲也。"

【附方】 石决明散：治眼生外障。石决明、薄荷叶各30g，蒺藜、荆芥穗各60g，人参15g。研末，食后砂糖冷水调服。

190. 天 麻 天麻主头眩，祛风之药

【原文解析】 天麻为寄生草本植物天麻的块茎。味甘，性平，归肝经。善祛风，治眩晕。

【功效】 息风止痉，平肝潜阳。

【主治】 肝风内动的惊痫抽搐；破伤风的角弓

反张；肝阳上亢的眩晕、头痛；风湿痹痛，肢体麻木，手足不遂。

【用法】3～10g。研末吞服每次1～1.5g。

【文献】《珍珠囊》："治风虚眩晕头痛。"
《用药法象》："其用有四：疗大人风热头痛；小儿风痫惊悸；诸风麻痹不仁；风热语言不遂。"

【附方】天麻丸：治头风头痛，眩晕目花。天麻15g，川芎60g，为末，炼蜜丸如芡子大，每服1丸。

191. 甘草 甘草和诸药而解百毒，盖以性平

【原文解析】甘草为草本植物甘草的根及根茎。味甘，性平，归心、肺、脾、胃经。因其性平，故善调和药性，又善解毒。

【功效】缓和药性，补脾润肺，清火解毒，缓急止痛。

【主治】调和寒热温凉各类药物；脾胃虚弱的倦怠乏力，食少便溏；咳嗽气喘；痈疽疮毒、食物或药物中毒；脘腹或四肢拘挛疼痛。

【用法】2～10g。清热解毒生用，补中缓急炙用。

【宜忌】本品味甘，助湿壅气，令人中满，长

期大量服用易引起浮肿。湿盛、胸腹胀满、呕吐者忌服。反大戟、芫花、海藻。

【文献】《本草图经》："甘草能解百毒，为众药之要，孙思邈论云：有人中乌头、巴豆毒，甘草入腹即定。"《用药法象》："其性能缓急，而又协和诸药，使之不争，故热药得之缓其热，寒药得之缓其寒，寒热相杂者，用之得其平。"

【附方】甘桔汤：治咽喉肿痛。甘草、桔梗各10g，水煎服。

192. 石 斛　石斛平胃气而补肾虚，更医脚弱

【原文解析】石斛为草本植物金钗石斛及其同属多种植物的茎。味甘，性微寒，归胃、肾经。善滋养胃肾之阴，可治肾虚脚弱。

【功效】养胃生津，滋阴除热。

【主治】热病伤津或胃阴不足的舌干口渴；阴虚津亏的虚热口渴；肾阴亏虚的腰膝软弱、视力减退。

【用法】6～15g；鲜品加倍。先煎。

【宜忌】本品能敛邪，使邪不外达，所以温热病不宜早用；又能助湿，故湿温尚未化燥者忌服。

【文献】《药性论》："主男子腰脚软弱……补肾积精，腰痛，养肾气，益力。"《本草纲目拾遗》："清胃除虚热，生津，已劳损。以之代茶，开胃健脾。"

【附方】清热保津汤：治热病伤津。鲜石斛、连翘各 9g，天花粉 6g，鲜生地、麦冬各 12g，参叶 2g。水煎服。

193. 商　陆　<u>观夫商陆治肿</u>

【原文解析】商陆为草本植物商陆的根。味苦，性寒，有毒，归肺、肾、大肠经。善利水消肿。

【功效】泻下利水，消肿散结。

【主治】水饮停滞的水肿胀满、大便秘结、小便不利；外用于痈肿疮毒。

【用法】5 ~ 10g。外用适量。泻下利水用白商陆，消肿散结用赤商陆。

【宜忌】脾虚水肿及孕妇忌用。

【文献】《本草纲目》："其性下行，专于行水，与大戟、甘遂异性而同功。"

【附方】古方：治水肿。商陆煮粥食，或与鲤鱼一同煮食。

194. 覆盆子　覆盆益精

【原文解析】　覆盆子为灌木植物掌叶覆盆子的
未成熟果实。味甘、酸，性微温，归肝、肾经。善
益肾固精。

【功效】　益肾，固精，缩尿。

【主治】　肾虚不固的遗精、滑精、遗尿、尿频；
肾精虚衰的阳痿，不孕；肝肾不足的目暗不明，须
发早白。

【用法】　3～10g。

【宜忌】　肾虚有火，小便短涩者不宜服。

【文献】　《药性论》："男子肾精虚竭阴痿，
能令坚长，女子食之有子。"《本草图经》："强
肾无燥热之偏，固精无凝涩之害。"

【附方】　五子衍宗丸：治精亏不育。枸杞子、
菟丝子各240g，车前子、五味子各60g，覆盆子
120g。共为细末，炼蜜为丸如梧桐子大。每服90丸。

195. 琥珀　琥珀安神而破血

【原文解析】　琥珀为古代松类植物的树脂埋藏
于地下经久转化而成。味甘，性平，归心、肝、膀

胱经。善安神、活血。

【功效】定惊安神，活血散瘀、利尿通淋。

【主治】惊风、癫痫、心悸、失眠、多梦；血滞经闭、癥瘕疼痛；小便不利，癃闭，血淋，热淋，石淋。

【用法】1.5 ~ 3g，研末冲服，不入煎剂。

【文献】《名医别录》："安五脏，定魂魄……消瘀血，通五淋。"

【附方】琥珀多寐丸：治神虚不寐，健忘恍惚。琥珀、羚羊角、人参、茯神、远志、甘草各等分。共为细末，猪心血和，炼蜜丸如芡子大，金箔为衣。每服 1 丸。

196. 朱 砂　　朱砂镇心而有灵

【原文解析】朱砂为辰砂矿石，主含硫化汞。味甘性寒，归心经。善镇心安神。

【功效】镇心安神，清热解毒。

【主治】心火亢盛的心神不安、胸中烦热、惊悸不眠；疮疡肿毒，咽喉肿痛，口舌生疮，瘴疟。

【用法】0.3 ~ 1g，研末冲服或入丸散。外用适量。

【宜忌】 不可过量或持续服用，忌火煅，以防汞中毒。

【文献】 《本草从新》："泻心经邪热，镇心定惊……解毒，定癫狂。"

【附方】 朱砂安神丸：治心火亢盛，怔忡失眠。黄连 45g，朱砂 30g，生地、当归、炙甘草各 15g。共研细末，汤浸蒸饼为丸。每服 6g，睡前服。

197. 牛膝   牛膝强足补精，兼疗腰痛

【原文解析】 牛膝常见两种，怀牛膝为草本植物牛膝的根；川牛膝为草本植物麻牛膝或甜牛膝的根。皆味苦、酸，性平，归肝、肾经。善补肝肾，强腰膝。

【功效】 活血祛瘀，补肝肾，强筋骨，利尿通淋，引血下行。

【主治】 瘀血阻滞的月经不调、痛经、闭经、产后瘀阻腹痛、跌打伤痛；腰膝酸痛，下肢无力；尿血、小便不利、尿道涩痛；血热上行或阴虚火旺的吐血、鼻衄、齿痛、口舌生疮；阴虚阳亢的头痛眩晕；难产。

【用法】 6 ~ 15g。补肝肾多用怀牛膝，下行

散瘀多用川牛膝。

【宜忌】 孕妇及月经过多者忌用。

【文献】 《本草纲目》："牛膝乃足厥阴、少阴之药。所主之病，大抵得酒则能补肝肾；生用则能去恶血。"《神农本草经疏》："走而能补，性善下行。"

【附方】 牛膝酒：治腰腿酸痛。牛膝，切碎袋盛浸酒，煮饮之。

198. 龙 骨 龙骨止汗住泄，更治血崩

【原文解析】 龙骨为古代多种大型哺乳动物的骨骼化石。味甘、涩，性平，归心、肝经。善收敛固涩，敛汗、止泻、止血。

【功效】 平肝潜阳，镇静安神，收敛固涩。

【主治】 阴虚阳亢的烦躁易怒、头晕目眩；神志不安、心悸失眠、惊悸癫狂；虚汗、遗精、带下、久泻、崩漏；外用于湿疮痒疹、溃疡不愈。

【用法】 15～30g，先煎。外用适量。收敛固涩宜煅用，其他生用。

【宜忌】 内有湿热、实邪者忌用。

【文献】 《本草求真》："龙骨功与牡蛎相同，

但牡蛎咸涩入肾，有软坚、化痰、清热之功，此属甘涩入肝，有收敛止脱、镇惊安魄之妙。"

【附方】牡蛎散：治周身自汗。牡蛎、龙骨、糯米粉各等分，研细粉，扑周身。

199. 甘 松　甘松理风气而痛止

【原文解析】甘松为草本植物甘松香的根茎及根。味辛、甘，性温，归脾、胃经。善理气止痛。

【功效】行气止痛，开郁醒脾。

【主治】寒郁气滞的胸闷腹胀，胃脘疼痛；思虑伤脾的不思饮食；外用于湿脚气。

【用法】3～6g。外用适量。

【宜忌】气虚血热者不宜服。

【文献】《本草纲目》："甘松芳香，能开脾郁，少加入脾胃药中，甚醒脾气。"《本草图经》："主下气，治心腹痛。"

【附方】《四川中药志》方：治神经性胃痛。甘松、香附、沉香各6g。水煎服。

200. 刺蒺藜　蒺藜疗风疮而目明

【原文解析】刺蒺藜为草本植物蒺藜的果实。

味苦、辛，性平，归肝经。善治皮肤风痒，风热目疾。

【功效】平肝疏肝，祛风明目。

【主治】肝阳上亢的头痛、眩晕；肝气郁结的胸胁不舒、乳闭不通；风疹瘙痒，白癜风，头疮；风热上袭的目赤多泪。

【用法】6～10g。

【宜忌】气血虚弱及孕妇慎用。

【文献】《本草纲目》："古方补肾、治风皆用刺蒺藜，后世补肾多用沙苑蒺藜。"《本草求真》："宣散肝经风邪，因其风盛而见目赤肿翳，并通身白癜瘙痒难当者，服此治无不效。"

【附方】白蒺藜散：治肝肾虚热生风，目赤多泪。炒白蒺藜、菊花、蔓荆子、决明子、炙甘草、连翘各等分，青葙子量减半。共为粗末，每服6g。

201. 人参　人参润肺宁心，开脾助胃

【原文解析】人参为草本植物人参的根。味甘，微苦，性微温，归肺、脾经。善补脾益肺，生津安神。

【功效】大补元气，补脾益肺，生津，安神。

【主治】气虚欲脱的重危证候；肺气虚弱的短气喘促；脾气不足的倦怠乏力，食少便溏；热病气

津两伤；气虚所致的心悸，失眠，健忘等。

【**用法**】5 ~ 10g，另煎和服。挽虚救脱 15 ~ 30g，分次灌服。

【**宜忌**】实证、热证、正气不虚者忌服。反藜芦，畏五灵脂、皂荚。不宜同时吃萝卜或喝茶。

【**文献**】《神农本草经》："补五脏，安精神，定魂魄，止惊悸，除邪气，明目，开心益智。"《珍珠囊》："治肺卫阳气不足，肺气虚促，短气，少气，补中、缓中、止渴生津液。"

【**附方**】生脉散：治气阴两伤，短气自汗。人参 3g，麦冬 9g，五味子 6g。水煎服。

202. 蒲 黄　蒲黄止崩治衄，消瘀调经

【**原文解析**】蒲黄为水生草本植物香蒲的花粉。味甘，性平，归肝、心包经。善祛瘀止血。

【**功效**】收涩止血，行血祛瘀。

【**主治**】血证的咯血、衄血、吐血、尿血、便血、崩漏、创伤出血；瘀血阻滞的心腹疼痛，产后瘀痛，痛经；血淋涩痛。

【**用法**】3 ~ 10g，包煎。外用适量。止血宜炒用，行血宜生用。

【宜忌】 孕妇忌用。

【文献】 《本草纲目》："生则能行，熟则能止。与五灵脂同用，能治一切心腹诸痛。"

【附方】 《太平圣惠方》方：治鼻衄经久不止。蒲黄 60g，石榴花 30g。共研为末，每服 3g。

203. 天南星 岂不知南星醒脾，去惊风痰吐之忧

【原文解析】 天南星为草本植物天南星的干燥块茎。味苦、辛，性温，有毒，归肺、肝、脾经。善醒脾燥湿，治惊风痰涌。

【功效】 燥湿化痰，祛风止痉。

【主治】 顽痰咳嗽，胸膈胀闷；风痰眩晕，口眼歪斜，半身不遂；破伤风的抽搐痉挛；癫痫；外用于痈疽痰核肿痛。

【用法】 5～10g，入汤剂，制用；入丸散多生用，每次服 0.3～1g；外用适量。

【宜忌】 本品性燥走散，易伤阴液，故阴虚燥痰者及孕妇忌用。

【文献】 《本草求真》："胆制味苦性凉，能解小儿风痰热滞，故治小儿急惊最宜。""天南星

味辛而麻，气温而燥，性紧而毒。……性虽有类半夏，然半夏专走肠胃，故呕逆泄泻得之以为向导。南星专走经络，故中风麻痹亦得以之为向导。半夏辛而能散，仍有内守之意，南星辛而能散，决无有守之性，其性烈于半夏也。南星专主经络风痰，半夏专主肠胃湿痰，功虽同而用有别也。"

【附方】青州百丸子：治风痰壅盛，半身不遂，及小儿惊风。生天南星 90g，生半夏 210g，生白附子 60g，生川乌 15g。研极细末，糯米糊丸如绿豆大，每服 5 丸，小儿 2 丸，薄荷汤下。

204. 三棱　三棱破积，除血块气滞之症

【原文解析】三棱为草本植物黑三棱或荆三棱的块茎。味苦、辛，性平，归肝、脾经。善破血行气。

【功效】破血祛瘀，行气止痛。

【主治】气滞血瘀的癥瘕积聚，经闭腹痛；饮食不节、脾运失常的食积气滞，脘腹胀满疼痛。

【用法】3～10g。醋炒能加强止痛之功。

【宜忌】月经过多及孕妇忌用。

【文献】《开宝本草》："主老癖癥瘕结块。"《本草纲目》："三棱能破气散结，故能治诸病。

其功可近于香附，而力峻，故难久服。"

【附方】三棱丸：破一切血，下一切气。三棱、大黄、硼砂、干漆、巴豆各30g。共研末，醋煮糊为丸，如绿豆大，每服3丸。

205. 没食子　没食主泄泻而神效

【原文解析】 没食子为没食子蜂的幼虫在没食子树的幼枝上产生的虫瘿。味苦，性温，归肾、肺、脾经。善治泄泻。

【功效】 固精涩肠，敛肺止血。

【主治】 肾虚遗精，早泄，遗尿，尿频；脾虚久泻，血痢，痔疮出血；肺虚久咳，咯血；口疮，齿痛，创伤出血，疮疡溃烂久不收口。

【用法】6 ~ 9g，入煎剂或入丸散。外用适量。

【宜忌】 凡泻痢初起，湿热内郁或有积滞者忌服。

【文献】《本草求真》："功专入肾固气，凡梦遗、精滑、阴痿、齿痛、腹冷泄泻、疮口不收，阴汗不止，一切虚火上浮，肾气不固者，取其苦以坚肾，温以暖脾健胃，俾气按纳丹田，不为走泄，则诸病自能克愈矣。"

【附方】没食子散：治小儿洞泄、下痢。没食子、诃子各等分。为末，每服 5g，粥调下。

206. 皂 角　皂角治风痰而响应

【原文解析】皂角为乔木植物皂荚树的果实。味辛，性温，有小毒，归肺、大肠经。善治风痰。

【功效】祛痰，开窍。

【主治】顽痰阻塞的胸闷咳喘、咳痰不爽；中风痰涌、牙关紧闭、昏迷不语；疮肿疔癣。

【用法】1.5 ~ 5g。研末吞服，每次 0.6 ~ 1.5g。

【宜忌】本品辛散走窜，凡孕妇、气虚阴亏、有咯血倾向者均不宜服。

【文献】《本草纲目》："通肺及大肠气，治咽喉闭塞，痰气喘咳，风疠疥癣。"

【附方】稀涎散：治中风痰涌，牙关紧闭。皂角、明矾各 1.5g。研末，温水灌服取吐。

207. 桑螵蛸　桑螵蛸疗遗精之泄

【原文解析】桑螵蛸为螳螂的卵鞘。味甘、咸，性平，归肝、肾经。善治遗精。

【功效】补肾助阳，固精缩尿。

【主治】肾阳虚衰的阳痿不育、遗精滑泄、遗尿白浊、白带过多。

【用法】3 ~ 10g。

【宜忌】本品助阳固涩，故阴虚多火，膀胱有热而小便频数者忌服。

【文献】《本经逢原》：“肝肾命门药也，功专收涩。故男子虚损，肾衰阳痿，梦中失精，遗溺白浊方多用之。”

【附方】《外台秘要》方：治遗精白浊，盗汗虚劳。桑螵蛸、龙骨各等分，为细末。每服6g，空腹盐汤送下。

208. 鸭头血　鸭头血医水肿之盛

【原文解析】鸭头血为绿头鸭的头和血。味咸、性寒，归肺、脾、肾经。善治水肿。现代少用。

【功效】温阳，利尿，解毒。

【主治】阳气不振的水肿，小便不利；服用金、银、砒霜引起的中毒。

【用法】利尿，鸭头连血煮食，或入丸剂；解毒饮热血。

【文献】《本草纲目》："热血，解生金、生银、砒霜诸毒。"《本经逢原》："鹜，温中补虚，扶阳利水，是其本性。男子阳气不振者，食之最宜，患水肿人用之最妥。"

【附方】鸭头丸：治阳虚水肿，小便不利。雄鸭头连血，葶苈子、防己各60g，捣碎为丸服。

209. 蛤 蚧　蛤蚧治劳嗽

【原文解析】蛤蚧为除去内脏的蛤蚧干燥体。味咸，性平，归肺、肾经。善治劳嗽。

【功效】补肺气，助肾阳，定喘嗽，益精血。

【主治】肺痿喘咳、痰中带血；肾虚作喘、虚劳咳喘；肾阳不足、精血亏虚的阳痿。

【用法】3～7g，水煎服；研末服每次1～2g；浸酒用1～2对。

【宜忌】风寒或实热喘咳均忌服。

【文献】《本草纲目》："补肺气，益精血，定喘止嗽，疗肺痈、消渴，助阳道。"

【附方】人参蛤蚧散：治病久体虚，咳嗽气喘。人参60g，蛤蚧1对，杏仁、炙甘草各150g，知母、桑白皮、茯苓、贝母各60g。为末，每服9g。

210. 牛蒡子 　牛蒡子疏风壅之痰

【原文解析】牛蒡子为草本植物牛蒡的成熟种子。味辛、苦，性寒，归肺、胃经。善疏风消痰。

【功效】疏散风热，解毒透疹，利咽散肿。

【主治】外感风热、咳嗽、咳痰不利、咽喉肿痛；麻疹初期，疹出不畅及风热发疹；热毒疮肿、痄腮。

【用法】3～10g，煎服或入散剂。

【宜忌】本品能滑肠，气虚便溏者忌用。

【文献】《药品化义》："能升能降，力解热毒。味苦能消火，带辛能疏风。主治上部风痰，面目浮肿，咽喉不利，诸毒热壅，马刀瘰疬，颈项痰核，血热痘，时行疹子，皮肤瘾疹，凡肺经郁火，肺经风热，悉宜用此。"

【附方】牛蒡解肌汤：治头面风热痰毒。牛蒡子、连翘、山栀、丹皮、玄参、石斛、夏枯草各10g，薄荷、荆芥各6g。水煎服。

211. 全 蝎 　全蝎主风瘫

【原文解析】全蝎为蝎子的干燥全体。味辛，性平，有毒，归肝经。善治中风瘫痪。

【功效】息风止痉，解毒散结，通络止痛。

【主治】急慢惊风、中风面瘫、破伤风等的痉挛抽搐、口眼歪斜；疮疡肿毒，瘰疬结核；风湿痹痛，偏正头痛。

【用法】2～5g。研末吞服每次0.6～1g。外用适量。

【宜忌】本品有毒，血虚生风者慎用。

【文献】《开宝本草》："疗诸风瘾疹及中风半身不遂，口眼歪斜，语涩，手足抽掣。"

【附方】《仁斋直指方》方：治风湿骨节挛痛，手足不举。全蝎1g，麝香0.1g，共研细末，空腹温酒送服。

212. 酸枣仁 酸枣仁去怔忡之病

【原文解析】酸枣仁为灌木或乔木植物酸枣的成熟种子。味甘，性平，归心、肝经。善治怔忡。

【功效】养心安神，敛汗。

【主治】心肝血虚的失眠、惊悸、怔忡、虚烦；体虚自汗、盗汗。

【用法】10～18g。研末服每次1.5～3g。治多眠生用，治失眠炒用。

【宜忌】 有实邪郁火者不宜服。

【文献】 《本草图经》："睡多，生使；不得睡，炒熟。"《本草纲目》："酸枣……其仁甘而润，故熟用疗胆虚不得眠、烦渴、虚汗之证。"

【附方】 酸枣仁汤：治虚烦失眠。酸枣仁15g，茯苓9g，知母6g，川芎、甘草各3g。水煎服。

213. 桑寄生 尝闻桑寄生益血安胎，且治腰痛

【原文解析】 桑寄生为小灌木植物桑寄生或槲寄生的带叶茎枝。味苦，性平，归肝、肾经。善养血安胎，尤善治腰痛。

【功效】 祛风湿，补肝肾，强筋骨，安胎。

【主治】 风湿痹痛，肝肾不足的腰膝酸痛；肝肾虚损，冲任不固的胎漏下血、胎动不安。

【用法】 10 ~ 20g。

【文献】 《神农本草经》："主腰痛，小儿背强，痛肿。安胎，充肌肤，坚发齿，长须眉。"

【附方】 《太平圣惠方》方：治妊娠胎动不安。桑寄生30g，艾叶15g，阿胶6g。水煎服。

214. 大腹子 大腹子去膨下气，亦令胃和

【原文解析】大腹子即槟榔，能下气消食和胃，治脘腹膨胀。其功能主治详见 169 条槟榔。

215. 小 草 小草、远志具有宁心之妙

【原文解析】小草为草本植物远志的地上部分，功用与远志相同，均有安心宁神的功效，今人只用远志不用小草。其功能主治详见 216 条远志。

216. 远 志 小草、远志具有宁心之妙

【原文解析】远志为草本植物远志的根。味辛、苦，性微温，归肺、心经。善宁心安神。

【功效】 宁心安神，祛痰开窍，消痈肿。

【主治】 心神不安、惊悸、失眠、健忘；痰阻心窍的神志错乱、神志恍惚、惊痫；外用于痈疽肿毒。

【用法】 3 ~ 10g，外用适量。

【宜忌】 有胃炎及溃疡者慎用。

【文献】 《本草正义》："补益心气而通调营血，故为心家主药。"《药品化义》："入心开窍，

宣散之药。"

【附方】 远志饮：治健忘心悸。远志、茯神、黄芪、人参、酸枣仁、当归各 9g，肉桂、甘草各 3g。水煎服。

217. 木 通 　木通、猪苓尤为利水之多

【原文解析】 木通为藤本植物木通马兜铃的藤茎（关木通）；攀援性灌木小木通或绣球藤的藤茎（川木通）。味苦，性寒，归心、小肠、膀胱经。善利水通淋。

【功效】 利水通淋，泄热，通乳。

【主治】 膀胱湿热的小便短赤，淋沥涩痛；心火上炎的口舌生疮，心烦尿赤；妇女经闭，产后乳少；湿热痹痛。

【用法】 3 ~ 6g。

【宜忌】 无湿热者及孕妇忌服。

【文献】 《本草新编》："木通，逐水气，利小便，亦佐使之药，不可不用，而又不可多用，多用则泄人元气……但嫌其苦寒损胃，非若淡泻之无害也。"

【附方】 木通散：治湿脚气，遍身浮肿。木通、

槟榔各 6g, 猪苓、赤苓、桑白皮、紫苏各 9g。水煎服。

218. 猪 苓   *木通、猪苓尤为利水之多*

【原文解析】 猪苓为真菌猪苓的菌核。味甘、淡, 性平, 归肾、膀胱经。善利水渗湿。

【功效】 利水渗湿。

【主治】 水湿滞留的小便不利、水肿、淋浊、带下、泄泻。

【用法】 5 ~ 10g。

【宜忌】 不可久服。

【文献】《本草衍义》:“猪苓, 行水之功多, 久服必损肾气, 昏人目。”

【附方】 四苓散: 治脾虚水肿, 小便不利。茯苓、猪苓、泽泻、白术各 9g。水煎服。

219. 莲 肉   *莲肉有清心醒脾之用*

【原文解析】 莲肉为水生草本植物莲的成熟种子。味甘、涩, 性平, 归脾、肾、心经。善清心、健脾。

【功效】 补脾止泻, 益肾固精, 养心安神。

【主治】脾虚久泻，食欲不振；肾虚遗精、滑精；虚烦、惊悸失眠；妇女崩漏、白带过多。

【用法】6 ~ 15g。

【宜忌】大便燥结者不宜服。

【文献】《本草纲目》："交心肾，厚肠胃，固精气，强筋骨，补虚损……止脾泄久痢，赤白浊，女人带下崩中诸血病。"

【附方】清心莲子饮：治心火上炎，小便赤涩。黄芩、麦冬、地骨皮、车前子、甘草各9g，莲肉、白茯苓、黄芪、人参各6g。水煎服。

220. 没 药　*没药乃治疮散血之科*

【原文解析】没药为灌木或小乔木植物没药树及其同属植物皮部渗出的树脂。味苦、辛，性平，归心、肝、脾经。善治疮疡、外伤。

【功效】活血止痛，消肿生肌。

【主治】血滞瘀阻的跌打伤痛、胃脘疼痛、痛经、闭经、风湿痹痛、痈疽肿痛、肠痈；疮疡溃破久不收口。

【用法】3 ~ 10g。外用适量。

【宜忌】本品味苦，胃弱者慎用。无瘀滞者及孕妇不宜用。

【文献】《本草纲目》："乳香活血，没药散血，皆能止痛、消肿、生肌，故二药每每相兼而用。"

【附方】海浮散：治痈疽疮毒。乳香、没药各等分。火炙去油，研细膏外贴。

221. 郁李仁　　郁李仁润肠宣水，去浮肿之疾

【原文解析】郁李仁为灌木植物郁李或欧李的成熟种子。味辛、苦，性平，归大肠、小肠经。善润肠利水，治浮肿。

【功效】润肠通便，利水消肿。

【主治】肠燥便秘；水肿腹满，脚气浮肿，小便不利。

【用法】5～12g。

【文献】《神农本草经》："主大腹水肿，面目四肢浮肿，利小便水道。"《用药法象》："专治大肠气滞，燥涩不通。"

【附方】郁李仁汤：治水肿，胸满气急。郁李仁、桑白皮、赤小豆各9g，陈皮6g，紫苏8g，白茅根12g。水煎服。

222. 茯 神　茯神宁心益智，除惊悸之疴

【原文解析】 茯神为真菌茯苓的菌核带有松根的白色部分。味甘、淡，性平，归心、脾经。善宁心益智，治惊悸失眠。

【功效】 安神健脾，利水渗湿。

【主治】 心神不安、惊悸怔忡、失眠健忘、烦躁不安；心脾两虚证兼见小便不利。

【用法】 6～12g。

【文献】 《得配本草》："主治与茯苓同，但茯神入心之用多，治心虚健忘，疗虚眩，安魂魄，较茯苓之淡渗稍差。然总属淡渗之物，心无火而口干者，不宜轻用。"

【附方】 安神定志丸：治惊恐不眠。茯神、茯苓、人参、远志各30g，石菖蒲、龙齿各15g。蜜丸，朱砂为衣，每服6g。

223. 白茯苓　白茯苓补虚劳，多在心脾之有害

【原文解析】 白茯苓为真菌茯苓的菌核的白色部分。味甘、淡，性平，归心、脾、肾经。善补心脾，治虚劳。

【功效】利水渗湿，健脾，安神。

【主治】小便不利、水肿、停饮等水湿证；脾气不足的倦怠乏力、食少便溏；心悸、失眠。

【用法】10～15g。安神用朱砂拌。

【文献】《药品化义》："茯苓最为利水除湿要药，书曰健脾，即水去而脾自健之谓也。"

【附方】四君子汤：治脾胃气虚，食少乏力。人参、茯苓、白术、甘草各9g。水煎服。

224. 赤茯苓 赤茯苓破结血，独利水道以无毒

【原文解析】赤茯苓为真菌茯苓的菌核的赤色部分。味甘、淡，性平，归心、脾、膀胱经。色赤入血，善破结血、利水道。

【功效】泄热，行水，利窍。

【主治】湿热下注的热淋、血淋；湿热壅结的水肿胀满，小便短赤；湿热暴泻；湿热黄疸。

【用法】6～12g。水煎服或入丸散。

【宜忌】虚寒精滑或气虚下陷者忌服。

【文献】《本草通玄》："赤茯苓但能泄热行水，并不及白茯苓之多功也。"

【附方】茯苓汤：治小便白浊不利，时作痛。

赤茯苓、沉香各 30g。共为细末，每服 6g。

225. 麦芽　因知麦芽有助脾化食之功

【原文解析】麦芽为草本植物大麦的成熟果实经发芽干燥制成。味甘，性平，归脾、胃、肝经。善健脾消食。

【功效】消食和中，回乳。

【主治】面食积滞的食积不化，脘腹胀满，不思饮食；用于妇女回乳。

【用法】10 ~ 15g。回乳用生、炒麦芽各 30 ~ 60g，煎汁分服。

【宜忌】授乳期不宜用。

【文献】《本草纲目》："消化一切米面诸果食积。"

【附方】《本草纲目》方：快膈进食。麦芽 120g，神曲 60g，白术、橘皮各 30g。为末，蒸饼丸如梧子大，每服 30 丸。

226. 小麦　小麦有止汗养心之力

【原文解析】此处小麦应包括两种，浮小麦是草本植物小麦的未成熟颖果，善止汗；小麦是生长成熟的小麦，善养心。皆味甘，性凉，归心经。

【功效】 浮小麦益气，除热，止汗；小麦养心除烦。

【主治】 浮小麦主治阳虚自汗，阴虚盗汗；骨蒸劳热。小麦主治妇女脏躁，悲伤欲哭。

【用法】 浮小麦 15 ~ 30g，煎汤服，或炒焦研末服。小麦 30 ~ 60g，煎汤服。

【文献】 《本草纲目》："益气除热，止自汗盗汗，骨蒸劳热，妇人劳热。"《本经逢原》："浮麦，能敛盗汗，取其散皮腠之热也。"

【附方】《卫生宝鉴》方：治虚汗、盗汗不止。浮小麦，文武火炒令焦，为末。每服 6g。

【附方】甘麦大枣汤：治妇女脏躁，悲伤欲哭。甘草 9g，小麦 30g，大枣 6 枚。水煎服。

227. 白附子 白附子去面风之游走

【原文解析】白附子为草本植物独角莲的块茎。味辛、甘，性温，有毒，归脾、胃经。善祛头面游走之风邪。

【功效】 祛风止痉，燥湿化痰，解毒散结。

【主治】中风口眼歪斜；破伤风；偏头痛；风痰壅盛的抽搐、癫痫；毒蛇咬伤；瘰疬痰核。

【用法】3～5g。外用适量，熬膏敷患处。

【宜忌】阴虚风动及孕妇忌服。

【文献】《四川中药志》："镇惊止痛，祛风痰，治面部病，中风失音，心痛血痹，偏正头痛，喉痹肿痛，破伤风。"

【附方】牵正散：治中风口眼歪斜，半身不遂。白附子、全蝎、僵蚕各等分，研末，每服3g，热酒送下。

228. 大腹皮　大腹皮治水肿之泛溢

【原文解析】大腹皮为乔木植物槟榔的果皮。味辛，性微温，归脾、胃、大肠、小肠经。善利水消肿。

【功效】下气宽中，利水消肿。

【主治】湿阻气滞的脘腹痞闷胀痛、大便不爽；水肿证；脚气肿痛。

【用法】3～10g。

【文献】《本草纲目》："降逆气，消肌肤中水气浮肿，脚气壅逆，瘴疟痞满，胎气恶阻胀闷。"

【附方】五皮饮：治头面肢体浮肿，小便不利。桑白皮、陈皮、生姜皮、大腹皮、赤茯苓皮各等分，为末。每服 9g，水煎服。

229. 椿根皮　椿根白皮主泻血

【原文解析】椿根皮为乔木植物香椿的根皮。味苦、涩，性凉，归大肠、胃、肝经。善涩肠止血。

【功效】清热燥湿，涩肠，止血，止带，杀虫。

【主治】久泻久痢、痔漏下血、崩漏；湿热下注的赤白带下；蛔虫病；疮癣。

【用法】3～5g。外用适量，煎水洗或熬膏涂。

【文献】《本草备要》："治湿热为病，泄泻，久痢，崩带，肠风，梦遗，便数。有断下之功。"

【附方】《丹溪心法》方：治湿气下痢，大便血，白带。椿根皮 120g，滑石 60g。研末，粥糊为丸如梧桐子大，每服 50 丸。

230. 桑白皮　桑根白皮主喘息

【原文解析】桑白皮为小乔木植物桑树的根皮。味甘，性寒，归肺经。善泻肺平喘。

【**功效**】 泻肺平喘，利尿消肿。

【**主治**】 肺中有热的咳嗽气喘，痰涎壅盛；浮肿，小便不利。

【**用法**】 10～15g。行水宜生用，平喘止嗽宜炙用。

【**文献**】《药性论》："治肺气喘满，水气浮肿。"

【**附方**】 泻白散：治小儿肺盛，气急咳嗽。桑白皮、地骨皮各9g，粳米6g，甘草3g。水煎服。

231. 桃 仁　桃仁破瘀血，兼治腰痛

【**原文解析**】 桃仁为小乔木植物桃的种仁。味苦，性平，归心、肝、肺、大肠经。善活血祛瘀，治瘀血腰痛。

【**功效**】 活血祛瘀，润肠通便。

【**主治**】 血滞瘀阻的痛经，经闭，产后腹痛，癥瘕，跌打损伤；热郁瘀滞的肺痈、肠痈初起；肠燥便秘；咳嗽气喘。

【**用法**】 6～10g，捣碎入煎剂。

【**宜忌**】 孕妇忌用。

【**文献**】《珍珠囊》："治血结血秘血燥，通

润大便，破蓄血。"

【附方】桃仁承气汤：治下焦蓄血。桃仁、大黄各 12g，芒硝、桂枝、甘草各 6g。水煎服。

232. 神 曲　神曲健脾胃，而进饮食

【原文解析】神曲为用面粉和其他药物混合发酵而成的制品。味甘、辛，性温，归脾、胃经。善健脾消食和胃。

【功效】消食和胃。

【主治】食积不化的脘腹胀满、不思饮食、肠鸣泄泻。

【用法】6～15g。

【文献】《药性论》："化水谷宿食、癥结积滞，健脾暖胃。"

【附方】曲术丸：治时暑暴泻及饮食所伤，痞闷不食。神曲、苍术各等分，为末，面糊为丸如梧桐子大。每服 30 丸。

233. 五加皮　五加皮坚筋骨以立行

【原文解析】五加皮为小灌木植物细柱五加的

根皮。味辛、苦，性温，归肝、肾经。善祛风湿，强筋骨。

【功效】 祛风湿，强筋骨。

【主治】 风湿痹痛、筋脉拘挛；肝肾不足的腰膝软弱、两足无力、小儿行迟；皮肤水肿。

【用法】 5 ~ 10g。

【宜忌】 阴虚火旺者慎服。

【文献】 《本草思辨录》："五加皮，宜下焦风湿之缓证。若风湿搏于肌表，则非其所施。古方多浸酒酿酒，及酒调末服之，以行药势。"

【附方】 五加皮散：治小儿行迟。五加皮、川牛膝、干木瓜各等分。为末，每服 3g。

234. 柏子仁 柏子仁养心神而有益

【原文解析】 柏子仁为乔木植物侧柏的种仁。味甘，性平，归心、肾、大肠经。善养心安神。

【功效】 养心安神，润肠通便。

【主治】 心气不足、血不养心的虚烦不眠、惊悸怔忡，虚汗过多；阴虚血少的肠燥便秘。

【用法】 10 ~ 18g。

【宜忌】 便溏及多痰者慎用。

【文献】《本草纲目》："养心气，润肾燥，安魂定魄，益智宁神。"

【附方】柏子养心丸：治阴血不足，惊悸怔忡。柏子仁 120g，枸杞子 90g，麦冬、当归、石菖蒲、茯神各 30g，玄参、熟地各 60g，甘草 15g。蜜丸，梧桐子大。每服 50 丸。

235. 安息香 押又闻安息香辟恶，且治心腹之痛

【原文解析】安息香为乔木植物白花树的树脂。味辛、苦，性平，归心、肝、脾经。善辟恶气，治心腹暴痛。

【功效】开窍辟秽，行气活血。

【主治】秽恶邪气所致的卒然昏厥、心腹暴痛；痰浊闭阻心窍的神昏不语、痰盛气粗；产后血晕；外用于疮疡久溃不敛。

【用法】0.3～1g，入丸散剂。

【宜忌】阴虚火旺及虚脱证忌服。

【文献】《海药本草》："治妇人夜梦鬼交……又主男子遗精，暖肾，辟恶气。"《日华子本草》："治血邪，辟蛊毒……妇人血噤并产后血晕。"

【附方】安息香丸：治小儿肚痛，曲脚而啼。

安息香、沉香、木香、丁香、藿香、八角茴香各9g，香附、砂仁、甘草各15g，为末，以膏和炼蜜丸如芡子大，每服3g。

236. 冬瓜仁　　冬瓜仁醒脾，实为饮食之资

【原文解析】冬瓜仁为草本植物冬瓜的成熟种子。味甘，性寒，归肺、胃、小肠经。本品为常用副食品，炒食可健脾开胃。

【功效】清热化痰，消痈排脓。

【主治】肺热咳嗽；肺痈咳吐腥臭浊痰；肠痈；下焦湿热的带下、白浊、小便不利。

【用法】10～15g。外用适量，水煎或研膏。

【文献】《本草述钩元》："主腹内结聚，破溃脓血，凡肠胃内痈，最为要药。"《神农本草经读》："能润肺化痰，兼益胃气。"

【附方】《救急易方》方：治男子白浊，女子白带。陈冬瓜仁炒为末，每空腹米饮服15g。

237. 僵　蚕　　僵蚕治诸风之喉闭

【原文解析】僵蚕为家蚕幼虫因感染白僵菌而

致死的僵化虫体。味咸、辛，性平，归肝、肺经。善治中风失音、咽喉肿痛。

【功效】 息风止痉，祛风止痛，解毒散结。

【主治】 肝风内动，痰热壅盛的抽搐痉挛、口眼歪斜；风热与肝热所致的头痛目赤，咽喉肿痛，中风失音，风虫牙痛；瘰疬痰核，疔肿丹毒；风疹瘙痒。

【用法】 3～10g；散剂每服1～1.5g。散风热宜生用，其他炒用。

【文献】 《本草求真》："治中风失音，头风齿痛，喉痹咽肿，是皆风寒内入，结而为痰。"

【附方】 如圣散：治急风喉痹。白僵蚕、天南星，生晒研末。每服1.5g，生姜汁调灌。

238. 百 合 百合敛肺痨之嗽痿

【原文解析】百合为草本植物百合的肉质鳞茎。味甘，性微寒，归肺、心经。善治肺痨久嗽。

【功效】 润肺止咳，清心安神。

【主治】 肺热久咳，痰中带血；劳热咳嗽，咽痛咯血；热病后余热未清的虚烦惊悸、失眠多梦。

【用法】 10～30g。

【宜忌】本品性质寒润，风寒咳嗽或中寒便溏者忌服。

【文献】《本草纲目拾遗》："清痰火，补虚损。"

【附方】百花膏：治喘嗽不已，或痰中有血。款冬花、百合各等分。为细末，炼蜜为丸如龙眼大。每服 1 丸，噙化。

239. 赤小豆　赤小豆解热毒，疮肿宜用

【原文解析】赤小豆为半缠绕草本植物赤小豆或赤豆的干燥成熟种子。味甘、酸，性平，归心、小肠经。善治热毒疮肿。

【功效】利水消肿，解毒排脓。

【主治】水肿腹满、脚气浮肿；外用于热毒痈疮、痄腮、乳痈、丹毒、烂疮。

【用法】10 ~ 30g。外用适量。

【文献】《本草纲目》："此药治一切痈疽疮疥及赤肿，不拘善恶，但水调敷之，无不愈者。"

【附方】古方：治丹毒、烂疮。赤小豆煎汤，洗患处。

240. 枇杷叶 <u>枇杷叶下逆气，哕呕可医</u>

【原文解析】枇杷叶为小乔木植物枇杷的叶。味苦，性平，归肺、胃经。善降逆气，止呕哕。

【功效】化痰止咳，和胃降逆。

【主治】风热燥火引起的咳喘黏稠；胃热津伤的口渴，呕哕逆气；饮酒过度。

【用法】10 ~ 15g。止咳宜炙用；止呕宜生用。

【文献】《新修本草》："主咳逆不下食。"《本草纲目》："和胃降气，清热解暑毒，疗脚气。"

【附方】枇杷叶汤：治哕逆不止，饮食不入。枇杷叶 12g，陈皮 15g，甘草 9g。共为粗末。每服 9g，生姜水送服。

241. 连翘 <u>连翘排疮脓与肿毒</u>

【原文解析】连翘为灌木植物连翘的果实。味苦，性微寒，归肺、心、胆经。善消疮肿，解毒排脓。

【功效】清热解毒，消痈散结。

【主治】热毒蕴结的疮毒痈肿、瘰疬结核；外感风热的发热、头痛、口渴；热入心包的高热烦躁。

【用法】6 ~ 15g。

【文献】《神农本草经》："主寒热，鼠瘘瘰疬，痈肿恶疮，瘿瘤，结热。"《珍珠囊》："连翘之用有三：泻心经客热，一也；去上焦诸热，二也；为疮家圣药，三也。"

【附方】银花解毒汤：治湿热风火，痈疽疔毒。金银花 20g，连翘、紫花地丁、赤茯苓、夏枯草各 15g，犀角 3g，丹皮、川连各 9g。水煎服。

242. 石楠叶　石楠叶利筋骨与毛皮

【原文解析】石楠叶为灌木或小乔木植物石楠的叶，味辛苦性平，有毒，归肝、肾经。善通利筋骨，除皮毛风邪。

【功效】祛风湿，补肝肾，强筋骨。

【主治】风湿日久、肝肾不足的肢体麻木，腰背酸痛，脚弱乏力；头风头痛，风疹瘾疹。

【用法】10 ~ 15g。

【文献】《神农本草经》："养肾气，内伤阴衰，利筋骨皮毛。"《本草纲目》："浸酒饮，治头风"。

【附方】石楠丸：治脚膝挛痹。石楠叶、白术、牛膝、防风、天麻、枸杞子、黄芪各 60g，桂心、

鹿茸各 45g。共为末，木瓜 1 枚捣膏和药末，为丸
如梧桐子大，每服 40 丸。

243. 谷 芽　谷芽养脾，阿魏除邪气而破积

【原文解析】谷芽为草本植物稻的成熟果实
经发芽干燥而成。味甘，性平，归脾、胃经。善
健脾开胃。

【功效】消食和中，健脾开胃。

【主治】食积停滞，消化不良；脾胃虚弱，食
欲不振。

【用法】10 ~ 15g；大剂量 30g。生用长于健脾；
炒用偏于消食。

【文献】《本草纲目》："快脾开胃，下气和
中，消食化积。"

【附方】谷神丸：启脾进食。谷芽 120g，炙甘草、
砂仁、白术各 30g。为末，入姜汁、盐少许，作丸。
每服 9g。

244. 阿 魏　谷芽养脾，阿魏除邪气而破积

【原文解析】阿魏为草本植物阿魏的根汁干燥

品。味辛、苦，性微温，归脾、胃经。善消积杀虫，
除邪气。

【功效】破血散结，消积杀虫。

【主治】肉食积滞的脘腹胀满、嗳腐吞酸；虫
积，癥瘕痞块。

【用法】1.5～3g，入丸散膏剂。

【宜忌】胃弱者及孕妇不宜用。

【文献】《本经疏证》："其气臭烈殊常，故
善杀诸虫，专辟恶气。辛则走而不守，温则通而能
行，故能消积，利诸窍，除秽恶邪鬼蛊毒也。"

【附方】阿魏丸：治肉食不消，蕴蓄为热。
连翘10g，山楂20g，黄连12g，研细末；醋煮阿魏
20g作糊为丸，如梧桐子大。每服30丸。

245. 紫河车　紫河车补血，大枣和药性以开脾

【原文解析】紫河车为健康产妇的胎盘。味甘、
咸，性温，归肺、肝、肾经。善补精血。

【功效】补精，养血，益气。

【主治】肾气不足，精血衰少的不孕、阳痿、
遗精、腰酸、头晕、耳鸣；气血亏虚的消瘦乏力、
面色萎黄、产后乳少；肺肾两虚的气喘；气血亏虚

的癫痫久发不止。

【**用法**】1.5～3g。研末吞服。

【**宜忌**】阴虚火旺者不宜单独应用。

【**文献**】《本草图经》："男女虚损劳极，不能生育，下元衰惫。"

【**附方**】单方：治肺肾两虚的气喘。紫河车，焙干研末装胶囊，每服3g，不发作时服用以固本。

246. 大枣　紫河车补血，<u>大枣</u>和药性以开脾

【**原文解析**】大枣为灌木或小乔木植物枣树的成熟果实。味甘，性温，归脾、胃经。善补脾，缓和药性。

【**功效**】补中益气，养血安神，缓和药性。

【**主治**】中气不足，脾胃虚弱，体倦乏力，食少便溏；血虚面黄肌瘦、妇女血虚脏躁；配伍峻烈药以缓和药性。

【**用法**】3～12枚，或10～30g。

【**宜忌**】本品助湿生热，令人中满，故湿盛脘腹胀满、食积、虫积、龋齿作痛，痰热咳嗽均忌服。

【**文献**】《神农本草经》："安中养神，助

十二经……补少气少津，身中不足，大惊，四肢重，和百药。"

【附方】十枣汤：治水肿喘胀，二便不利。芫花、甘遂、大戟各等分，为末，每服 1g，大枣10 枚煎汤送服，清晨空腹服。下利后糜粥自养。

247. 鳖 甲　然而鳖甲治劳疟，兼破癥瘕

【原文解析】鳖甲为鳖的背甲。味咸，性寒，归肝经。善益阴除热治劳疟，软坚散结破癥瘕。

【功效】滋阴潜阳，软坚散结。

【主治】肝阳上亢的头晕目眩；热病伤阴、虚风内动的头目眩晕、心烦作恶；阴虚火旺的骨蒸劳热、咳嗽咯血；久疟、疟母、经闭、癥瘕。

【用法】10 ~ 30g，先煎。滋阴潜阳宜生用，软坚散结宜醋炙用。

【宜忌】脾胃虚寒，食少便溏及孕妇均忌服。

【文献】《神农本草经》："主心腹癥瘕坚积、寒热，去痞、息肉、阴蚀、痔、恶肉。"《本草纲目》："除老疟、疟母。"

【附方】鳖甲丸：治妇人癥痞冷气，心腹作痛。鳖甲 60g，木香 30g，大黄 90g，当归 20g，为末，

炼蜜为丸如梧桐子大，每服 20 丸，食前温酒送下。

248. 龟 甲　<u>龟甲</u>坚筋骨，更疗崩疾

【原文解析】 龟甲为乌龟的腹甲。味甘、咸，性寒，归肝、肾、心经。善坚筋骨，止阴虚血热的崩漏。

【功效】 滋阴潜阳，益肾健骨，养血补心。

【主治】 肝阳上亢的头晕目眩；热病伤阴、虚风内动的头晕目眩、心烦作恶；阴虚火旺的骨蒸劳热、盗汗遗精；肾虚筋骨不健、小儿囟门不合；心虚惊悸、失眠、健忘；阴虚血热的崩漏、经量过多。

【用法】 10 ~ 30g，先煎。

【宜忌】 脾胃虚寒者忌服，孕妇慎用。

【文献】 《本草通玄》：“大有补水制火之功，故能强筋骨，益心智，止咳嗽，截久疟，去瘀血，止新血。大凡滋阴降火之药，多是寒凉损胃，惟龟甲益大肠，止泄泻，使人进食。”

【附方】 固经丸：治阴虚火旺，崩中漏下。黄芩、白芍、龟甲各 30g，椿根皮 21g，黄柏 9g，香附 7.5g。为末，酒糊丸梧子大，每服 50 丸。

249. 乌 梅   乌梅主便血疟痢之用

【原文解析】 乌梅为乔木植物梅树的未成熟果实的加工熏制品。味酸，性平，归肝、脾、肺、大肠经。善止便血、久痢、久疟。

【功效】 敛肺，涩肠，生津，安蛔。

【主治】 肺虚久咳；久泻久痢；虚热烦渴；蛔厥腹痛呕吐；便血、崩漏；久疟不止；外用于疮毒、胬肉外突。

【用法】 3～10g。止泻止血宜炒炭用。外用适量，捣烂或炒炭研末外敷。

【宜忌】 本品酸涩收敛，外有表邪或内有实热积滞者均不宜服。

【文献】 《本经逢原》："乌梅酸收，益精开胃，能敛肺涩肠，止呕敛汗，定喘安蛔。"

【附方】 《肘后备急方》方：治久痢不止。乌梅肉 20 个，水煎服。

250. 竹 沥   竹沥治中风声音之失

【原文解析】 竹沥为淡竹或青杆竹等竹竿经火烤所沥出的汁液。味甘，性寒，归心、肺、胃经。

善治痰热中风失音不语。

【功效】 清热滑痰。

【主治】 肺热痰壅的咳逆胸闷，汗出烦渴；痰热蒙闭清窍的中风口噤、惊悸、癫狂。

【用法】 30～50g，冲服。

【宜忌】 本品性寒质滑，对寒嗽及脾虚便泄者忌用。

【文献】 《本草衍义补遗》："中风失音不语，养血清痰，风痰虚痰在胸膈，使人癫狂，痰在经络四肢及皮里膜外，非此不达不行。"

【附方】 《千金方》方：治中风口噤，不知人。淡竹沥50g，冲服。